「偷懶肌」

擾人腰痛 10 秒改善！

喚醒操

比一般
體操與伸展操
的效果更好
！

笹川大瑛

楓書坊

前言

利用10秒的「偷懶肌喚醒操」消除不平衡的肌力，讓腰部重生！

你的腰部周圍有一圈「正在偷懶的肌肉」

會有腰痛的問題，在於腰部到髖關節的「關節」以及周遭的肌肉出了毛病。

如果這些關節或是肌肉能正常運作，便不至於腰痛；若串連關節前後側、內側與外側的肌肉夠柔軟，腰部就能靈活運動，也會非常穩定。

當然也就不會為了腰痛而煩惱。

不過，在支撐腰部與髖關節的肌肉之中，有一些肌肉會因為某些重覆性的動作、不正常的姿勢與年齡的關係而變得「無法正常運作」。

簡單來說，就是沒有在工作的肌肉，也就是所謂的「**偷懶肌**」。

正因為腰部周圍有這種偷懶肌，所以腰部才會有腰痛的毛病。

❶ 腰部周圍的偷懶肌無法正常運作

⬅

❷ 偷懶肌旁邊的「其他肌肉」受到不良的影響

⬅

❸ 腰部的髖關節的關節與骨盆的狀態變差

⬅

❹ 出現腰痛與坐骨神經痛這類問題

大部分有腰痛煩惱的人都曾經歷這種偷懶肌帶來的「惡性循環」，然後才開始出現腰痛。

利用10秒改善肌力，打造「理想與健康的腰」

一旦腰部周圍出現偷懶肌，位於偷懶肌附近的肌肉就得多出一點力，才能彌補偷懶肌造成的空缺。

因此，偷懶肌附近的肌肉就會過勞。

這就是前一頁所說的「**❷偷懶肌旁邊的『其他肌肉』受到不良的影響**」。

我把這種代替偷懶肌出力的肌肉稱為「**努力肌**」。

比方說，腰部周圍的「髂腰肌」若是偷懶，旁邊的「闊筋膜張肌」、「股直肌」、「梨狀肌」就會變成「努力肌」（參考左頁的圖）。

「偷懶肌喚醒操」是讓**腰部周遭的肌肉瞬間「恢復平衡」，打造「健康與理想腰部」的方法**。

重點刺激偷懶肌之後：

- **偷懶肌就能負起責任與正常運作**
- **當偷懶肌不再偷懶，努力肌就不用那麼辛苦**
- **腰部周遭的肌肉平均運作，達到最理想的狀態**
- **腰部到髖關節變得靈活與穩定，骨盆也變得正常**
- **除了脊椎狹窄症、椎間盤突出症、急性下背痙攣這類腰痛之外，坐骨神經痛也會緩解**

就能出現上述的良性循環。

與腰部的疼痛、運動、穩定 有關的肌肉

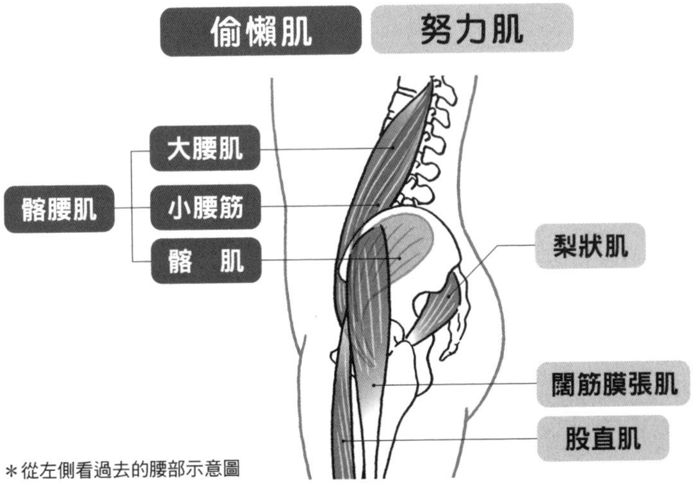

＊從左側看過去的腰部示意圖

此外，支撐腰部的肌肉除了需要夠粗、夠多之外，還有其他重點需要注意。

其實來自大腦的「工作命令」能否順暢地傳遞到腰部的肌肉，也是非常重要的一點。當我們總是重覆做一些動作，或是姿勢不正確，抑或年紀變大，大腦的「工作命令」就有可能無法順利傳遞至肌肉，此時若是利用偷懶肌喚醒操喚醒肌肉，就能在10秒之內，以符合生理學的方式強化肌肉。

一旦偷懶肌醒過來，就能發揮「沉睡的力量」，腰部的毛病就會明顯地改善。

明明只是維持
10秒的姿勢
而已！

偷懶肌喚醒操還有這些優點！

誰都能在10秒之內完成

由於每個人的肌肉構造都一樣，所以不管男女老少，訓練的方式都是一樣的。每組簡單的動作都不會超過10秒，所以只要有點空檔就能做做看！

能改善與緩解各種腰痛

除了脊椎狹窄症、椎間盤突出症、急性下背痙攣、腰椎滑脫症造成的腰痛之外，也能快速改善各種腰部肌肉痛（例如肌筋膜下背痛），僵硬、源自腰痛的坐骨神經痛！

也有很多健康與美容的效果

支撐腰部與髖關節的肌肉為一組，因此亦有效改善髖關節的症狀，讓髖關節更加靈活。也有「讓腰部與雙腿更緊實」、「矯正O型腿」、「改善拇指外翻、腳底疼痛」等好處。

能有效預防復發

由於腰部與下半身的肌肉恢復平衡，所以站姿、坐姿與走路的姿勢都會更正確。只要試著練習偷懶肌喚醒操，就能讓腰部周遭的肌肉恢復正常，間接預防腰痛復發。

利用偷懶肌喚醒操
擺脫腰痛吧！

在此向各位分享實踐了本書「偷懶肌喚醒操」後，患者成功紓緩腰痛與坐骨神經痛的喜悅。

吃藥、復健、做體操都無法根治的**腰痛與坐骨神經痛只花了兩週就舒緩不少，一個月之後就完全消失了！**
（60多歲、男性）

只過了2週就幾乎不痛了，身體也更不容易疲勞。腰部、背部不再緊繃，也更能全心投入工作與家事。
（40多歲、男性）

自從國中出現「腰椎滑脫症」與「椎間盤突出症」，時不時就會出現**腰痛與雙腳麻痺的問題，沒想到這些毛病一起消失了！**
（30多歲、男性）

就算**工作久坐，也不會覺得痛或是麻痺！**連O型腿都被矯正了！
（50多歲、女性）

之前腰痛痛了50幾年，**被診斷為「脊椎狹窄症」與「椎間盤突出」**，但沒想到居然能在**短短一個月之內改善腰痛！**
（70多歲、女性）

只練習一次，當場就不會痛了，真是讓我大吃一驚。持續練習兩週之後就徹底改善。這真的是親身經驗！
（40多歲、女性）

練習偷懶肌喚醒操之後，**一整天活動自如，完全沒想到腰痛的問題**。總算徹底擺脫急性下背痙攣與椎間盤突出造成的疼痛。
（60多歲、男性）

常常在「起床時」、「做某些動作的時候」、「一直走路的時候」出現的腰痛**在兩週之後完全消失了。**
（40多歲、女性）

目次

第5章 解答疑問！讓偷懶肌喚醒操發揮最大效果的Q&A

腰痛治不好，
都是「偷懶肌」害的！

第 1 章

要從根本解決腰痛，就要讓腰部的肌肉恢復協調

之前在「前言」提過，之所以會出現腰痛，是因為腰部附近的肌肉出現了無法正常運作的「偷懶肌」，導致有些肌肉必須彌補偷懶肌的空缺更努力地工作，而這就是所謂的「努力肌」。

當我們發現「咦？腰怎麼痛了起來了？」的時候，**代表腰痛還停留在初期的階段，而這種腰痛主要來自努力肌**。

過於努力工作的努力肌會在此時變得緊繃、僵硬，不斷地累積疲勞物質與造成疼痛的物質。

此外，陷入緊繃與僵硬的努力肌會一直拉緊肌腱（連接肌肉與骨頭的組織）或韌

帶（連接骨頭與骨頭的組織），而這也是造成疼痛的原因之一。

這類被稱為「腰部肌肉疼痛」或是「肌筋膜下背痛」的腰痛，都是因為**「腰部周遭的肌肉失衡」所引起**，就連「急性下背痙攣」也是因為努力肌過於緊繃所引起的腰痛。

如果一直不處理這類肌肉失衡的問題，「腰部周遭的骨頭與關節」也會跟著被牽連而受損。

簡單來說，當「腰痛愈來愈嚴重」，就會出現**腰椎椎間盤突出（之後都簡稱為椎間盤突出）或是脊椎狹窄症這類症狀**。

第22頁會進一步說明上述的症狀，所以在此請大家先知道，若是不處理腰痛的問題，除了肌肉之外，連骨頭與關節都會經常出現劇烈的疼痛。

這是因為除了前述「努力肌造成的腰痛」之外，關節發炎，神經受到直接的壓迫，都會造成劇烈的疼痛。

此外，過於緊繃與僵硬的努力肌還會拉緊從腰部延伸至腳尖的坐骨神經，如此一來**就有可能出現下半身麻痺的症狀**。

要想徹底解決腰痛，就必須先了解「造成腰痛的機制」與改善腰部的構造。

為此，**最重要的就是讓腰部肌肉恢復協調**，也就是針對偷懶肌給予刺激。

腰痛分成「腰部反折」與「腰部後凸」2種

就讓我們再次了解「偷懶肌造成的惡性循環」吧。

腰部的毛病惡化階段如下。

❶腰部附近的偷懶肌無法正常運作、保持機能

❷偷懶肌附近的「其他肌肉」因此過度運作

❸腰部到髖關節的關節與骨盤狀態惡化

❹出現腰痛或是坐骨神經痛

由於前一節介紹過❶、❷、❹，所以這裡就從❸開始介紹。

腰部有薦骨、髖骨（由髂

腰部附近的骨頭與關節

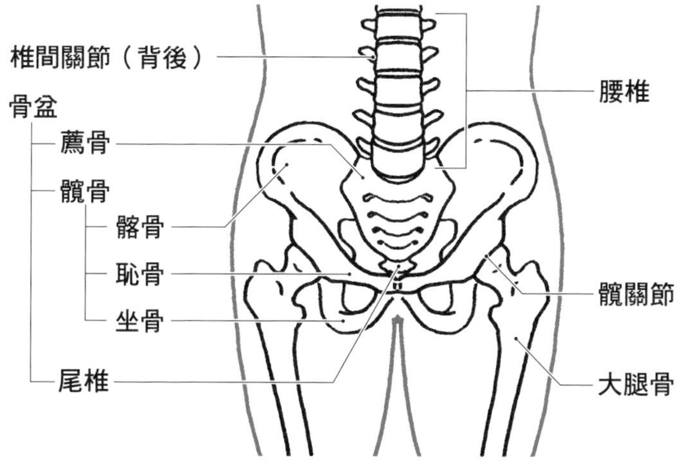

椎間關節（背後）
骨盆
薦骨
髖骨
髂骨
恥骨
坐骨
尾椎
腰椎
髖關節
大腿骨

骨、恥骨、坐骨組合而成的骨頭）與尾椎組成的「骨盆」。

此外，在背骨（脊椎）之中，有5塊骨頭（脊椎）垂直相疊，這部分就是所謂的「腰部」。這5個腰椎之間的關節就稱為「椎間關節」（參考前一頁的示意圖）。

一旦出現偷懶肌與努力肌，就會對前述的腰椎造成莫大的不良影響。

照理說，若從側面來看，包含腰椎的脊椎應該是弧度不那麼明顯的S型才對，而相當於腰部的5塊腰椎則應該呈現弧度不大的「後凸」，也就是所謂的反折。

多虧弧度不大的後凸，脊椎才能承受體重與重力，並將衝擊力平均分散至地面。

但前面也提過，腰部附近有一些功能是支撐腰部，卻「很容易偷懶」的重要肌肉一旦這些容易偷懶的肌肉無法正常運作，導致努力肌過於緊繃與僵硬就會出現下面「2種不良影響」，腰痛也會愈來愈明顯。

- **骨盆前傾的「腰部反折」類型**
- **骨盆後傾的「腰部後凸」類型**

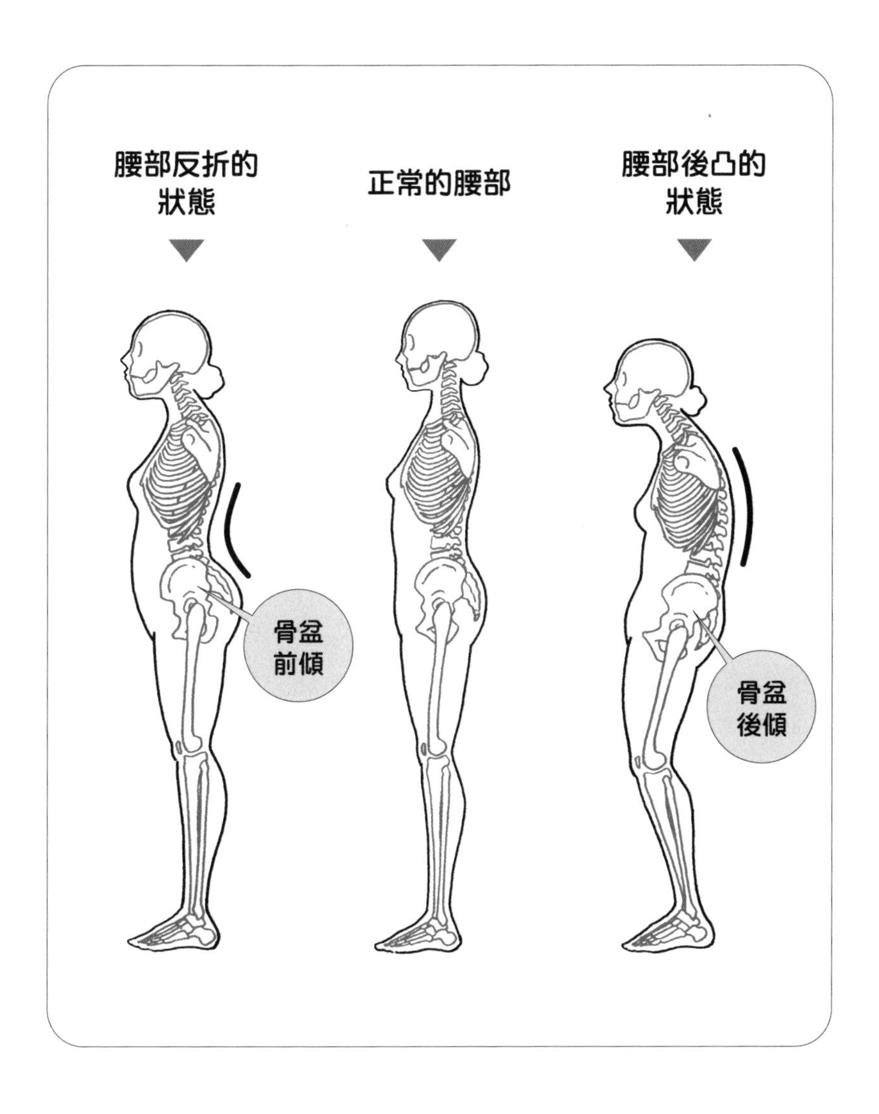
腰部反折的
狀態
正常的腰部
腰部後凸的
狀態
骨盆
前傾
骨盆
後傾

前者屬於**骨盆往前傾倒，上半身不易後凸的狀態，也就是「腰部反折」的狀態**。

照理說，腰部後凸的弧度應該不那麼明顯（正常的後凸），但是當後凸的弧度變大，腰痛就會變得更明顯。

後者則是**骨盆後傾的狀態，此時為了避免上半身向後倒，就會不自覺地讓腰部往後凸**。一旦腰部後凸的弧度變小，變成接近垂直的狀態（傾背姿勢、sway back），腰痛就會愈來愈嚴重。

不管是哪種腰痛，問題都出在偷懶肌以及腰部附近的骨頭與關節排列（alignment）失衡。

為什麼會發生脊椎狹窄症、椎間盤突出、脊椎分離與滑脫的症狀呢？

讀者中，應該有不少人曾在醫院或是骨科診所的醫生口中聽過一些「腰痛的專有名詞」吧？

那麼，在此要為大家稍微介紹一下在前一節提到的「腰部反折」與「腰部後凸」這兩種腰痛與脊椎狹窄症、椎間盤突出、脊椎分離症（以下簡稱分離症）與脊椎滑脫症（以下簡稱滑脫症）的關係。

大部分「腰部反折類型」都屬於分離症、滑脫症以及坐骨神經痛，只要了解分離症與滑脫症的病因，就不難了解箇中緣故。

腰椎分離症是指位於腰椎後面的突起構造骨折，導致突起構造分離的狀態。之所以會覺得痛，是因為不穩定的腰椎會不斷地刺激神經，或是分離的部分發炎所致。

另一方面，**滑脫症則是5塊腰椎之中的其中一塊往前方錯位（滑脫）的狀態**。若進一步分類的話，因分離症而分離的骨頭滑脫時，就屬於「分離滑脫症」，而沒有分離卻滑脫的症狀稱為「退化型滑脫症」。

話說回來，為什麼這類分離症或是滑脫症常屬於「腰部反折」的類型呢？答案就藏在「腰部反折」這個名稱之中——所謂的**腰部反折就是腰椎後凸的弧度過大的症狀**。

當腰部過於反折，腰椎後方就會承受過多的負擔，而這些負擔會導致腰椎後方的突起部分分離，這部分應該不難想像。

此外，一旦腰部反折，除了5塊腰椎之外，下方的薦骨也會更往前方傾倒，如此一來，由5塊垂直連接的骨

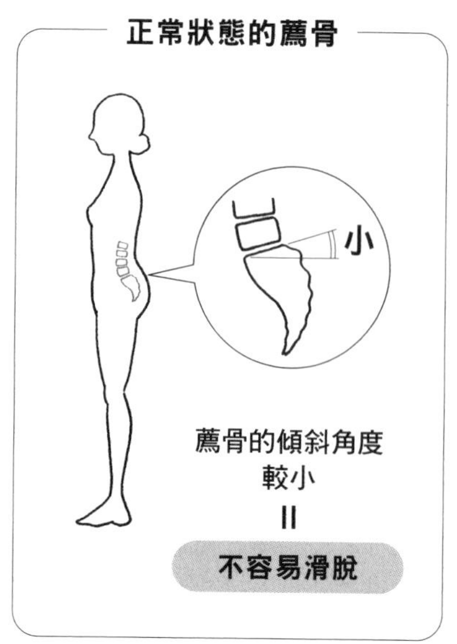

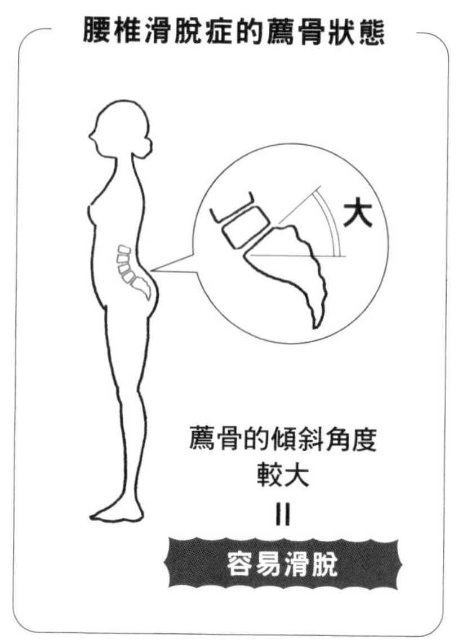

頭組成的腰椎當然就更容易滑脫（參考前一頁的圖）。

簡單來說，病程就是「5塊腰椎的排列方式變得卡卡的」➡「腰椎之中的神經通道（孔洞）排列不正」➡「神經受到壓迫而出現疼痛」。

此外，當薦骨過於前傾，由薦骨與髂骨（參考19頁的圖）組成的關節（薦髂關節）就會過度承受負擔，如此一來就容易因為發炎（薦髂關節炎）而疼痛。

反之，**脊椎狹窄症常見於「腰部後凸類型」**。一般而言，腰部後凸類型的患者也比較常有椎間盤突出的問題。

腰部的椎間盤突出是髓核從腰椎的骨頭與骨頭之間的椎間盤突出，壓迫到神經與產生疼痛的症狀。

當腰部總是後凸，無法承受過多壓力的椎間盤便會將本該內縮的髓核往外擠。

由於此時來自垂直方向的壓力非常高，所以腰椎之間的縫隙也愈來愈窄，如此一來，腰椎就會常常彼此摩擦，一旦磨成骨刺，就有可能惡化為脊椎狹窄症。

所謂的脊椎狹窄症是指脊椎之中的孔洞（脊椎管）變窄，導致穿過孔洞的神經（脊髓、馬尾、神經根）受到壓迫，因此產生疼痛或是麻痺的症狀。

脊椎管變窄的原因非常多，例如椎間盤被壓扁而突出，或是出現前述的骨刺，不然就是連接腰椎的韌帶變得太厚，被擠到脊椎管裡面。

有些人覺得椎間盤突出與脊椎狹窄症截然不同，但其實兩者的關係非常密切。老實說，因為腰椎壓力長期過高，而同時出現椎間盤突出與脊椎狹窄症的病例可說是不勝枚舉。

當腰椎失去理想的後凸角度，變成「接近垂直的狀態」時，也會造成疼痛。一旦腰椎以接近垂直的方式排列，腰椎就會直接承受更多由上往下壓的體重，以及由地面往上傳遞的衝擊，而來自垂直方向的過度壓力便會造成不良的影響。

持續做一般的腰痛體操與定期接受按摩，卻「無法改善」腰痛的原因

到目前為止說明的內容都非常重要，也是要根本解決腰痛，就不能不了解的「身體構造」。

換句話說，**不了解「造成腰痛的偷懶肌」以及「偷懶肌的不良影響」，就無法徹底治好腰痛**。

舉例來說，最常見的腰痛治療法就是先讓患者趴著，再用雙手撐起上半身的體操（參考下圖）。

但是，這種體操的目標是讓後凸的腰部反折，然後得到下列的療效。

● **讓接近直線排列的腰椎重新恢復應有的「前彎弧度」**

● **放鬆腰部後側的肌肉與延展前方的肌肉**

這種體操**只能讓支撐腰部的肌肉延展，無法強化肌耐力，讓肌肉變得更靈活與穩定**，當然也無法刺激腰部周圍的偷懶肌。

說得更正確一點，這種腰痛治療體操或許對「腰部後凸」類型的腰痛有一些改善，但是對於**「腰部反折」類型的腰痛卻是雪上加霜**。

若您剛好屬於「腰部後凸」類型的腰痛，或許能夠得到紓緩，但如果剛好是「腰部反折」類型

常見的腰痛治療體操

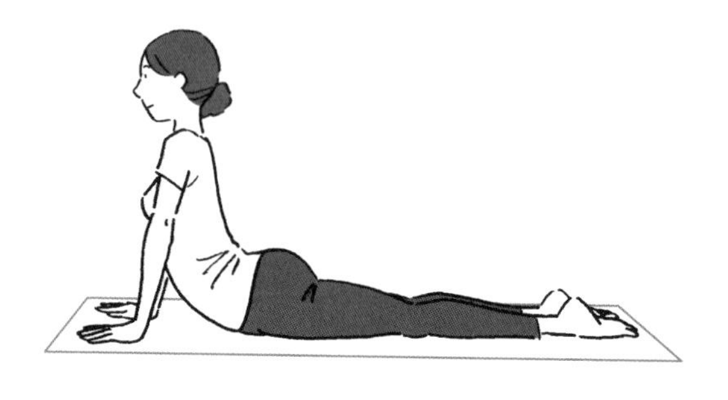

的腰痛，恐怕會適得其反。

其實，我很常聽到別人跟我說「試著做體操之後，腰痛反而更糟糕」。有時患者會做完全相反的體操，也就是讓身體蜷曲，以此治療腰痛。這種體操固然可以紓緩「腰部反折」類型的腰痛，卻只會讓**「腰部後凸」類型的腰痛越演越烈反而背道而馳**。

此外，這些體操基本上都有一些問題。那就是這些動作或是體位都很「強人所難」，許多人根本沒辦法跟著做。**對於努力肌過於僵硬，以及腰部、脊椎的活動範圍很狹窄的患者來說，根本沒辦法讓身體大幅反折或是蜷曲**，所以若是勉強自己跟上這類體操，往往會對關節造成過度的負擔，進而導致症狀惡化。

至於腰部的按摩、熱敷或是低周波治療也如前述的體操一樣，只能治標不治本。這些治療方式大多是為了促進局部的血液循環，卻無法刺激支撐腰部的偷懶肌，所以**就算暫時覺得「舒服」，卻無法徹底解決腰痛**。

這就是常見的腰痛治療體操與按摩做得再多，也覺得「沒效」、「跟以前沒兩樣」的理由。

善用「腰痛類型」與「肌力等級」這類指標，疼痛就會消失！

偷懶肌喚醒操則與一般的腰痛體操或是按摩截然不同。

最明顯的不同之處在於**偷懶肌喚醒操是針對疼痛源，也就是「偷懶肌刺激」的治療方式**，要想改善或治療腰痛，就必須針對**「2種不同的腰痛對症下藥」，也就能因此得到無與倫比的療效**。

與腰痛直接相關的肌肉共有7種，間接相關的肌肉有2種，而偷懶肌喚醒操能夠直接刺激這些肌肉，快速改善症狀。

購買本書的大部分讀者應該都有腰痛的問題，也就是偷懶肌的肌力已經衰退，所以偷懶肌喚醒操已經設計成**誰都能在10秒內實踐的方法**。

我曾在大阪與東京的醫院擔任物理治療師，協助為了各種關節問題所煩惱的各年齡層的患者復健。

此外，我在日本大學研究所讀完運動訓練學之後，也曾協助多位運動員進行提升競賽表現的復健與訓練。

除了指導日本全國的醫療相關人員之外，也一邊擔任頂級運動員的訓練師，一邊進行研究與實測，確定只有**根據解剖學、生理學、運動學設計的方法，才是真正的「偷懶肌喚醒操」**。

我敢誇口地說，再沒有比**「偷懶肌」、「腰痛類型」、「肌力等級」**這3大元素揉和而成的偷懶肌喚醒操更能夠改善腰痛的方法了。

務必嘗試體驗偷懶肌喚醒操那無與倫比的效果。

10秒改善腰痛與麻痺的「偷懶肌喚醒操」

第 2 章

設計「最適合自己的腰痛自我檢測訓練菜單」

「在做什麼姿勢與動作的時候會痛呢？」這個問題的答案可說是因人而異。

支撐腰部周圍的肌肉共有七種（參考左頁的示意圖），而腰痛源自其中未正常運作的某些肌肉（偷懶肌）。

腰部「反折」會痛，或是「彎腰」會痛，全是因為偷懶的肌肉不一樣。

因此在實踐之前，要先確定自己的腰痛屬於兩大類腰痛之中的哪一種。

請大家依照自己的情況從36～41頁之中的自我檢測選擇適當的選項，找出「最適合自己的腰痛自我檢測訓練菜單」，有效率地刺激偷懶肌吧。

支撐腰部的「7種重要肌肉」

就是因為這些肌肉偷懶，所以才會出現腰痛或坐骨神經痛！

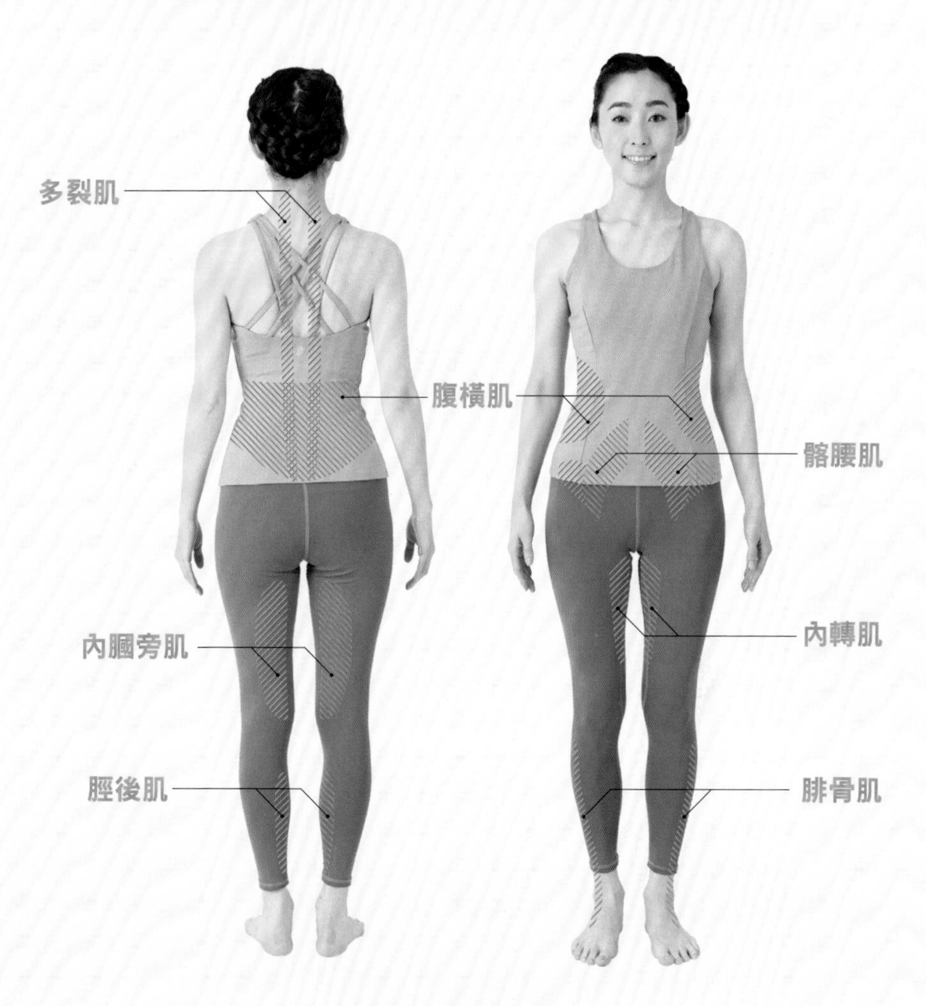

讓偷懶肌醒過來，

就能改善疼痛與麻痺的問題！

自我檢測 1

「腰部反折類型」會在這種情況下覺得疼痛！

所謂「腰部反折類型」就是「平常很常腰部反折」的類型。由於支撐骨盆前側的肌肉怠惰，所以骨盆往前傾，脊椎之中的腰部骨頭（腰椎）往大幅反折的方向排列，此時只要做下列三個動作，應該就會覺得非常痛。

1

比起坐著的時候，「站著」或「躺著」更容易覺得痛。

2

比起身體後凸時，「身體後彎」更容易覺得痛。

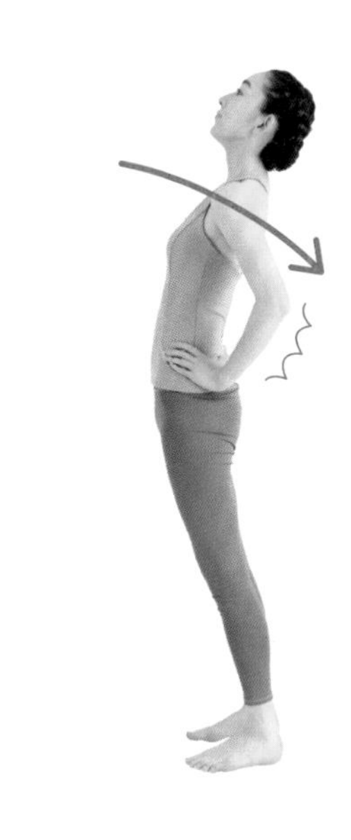

3

比起扭轉上半身（轉腰），讓「身體往左右傾倒（側彎）的時候」更容易覺得痛。

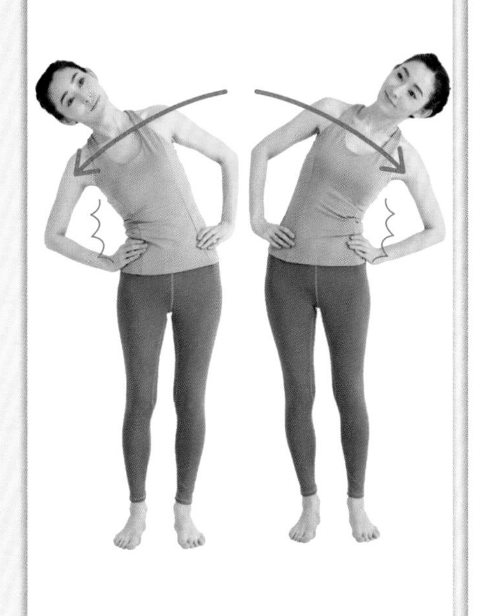

自我檢測 2

「腰部後凸類型」會在這種情況下覺得疼痛！

「腰部後凸類型」是支撐骨盆後側的肌肉偷懶，導致骨盆後傾，脊椎之中的腰部骨頭（腰椎）呈「接近垂直」的角度排列，所以在做下列3個動作時，應該會覺得特別疼痛。

1

比起站著或躺著，「坐著的時候」更容易覺得痛。

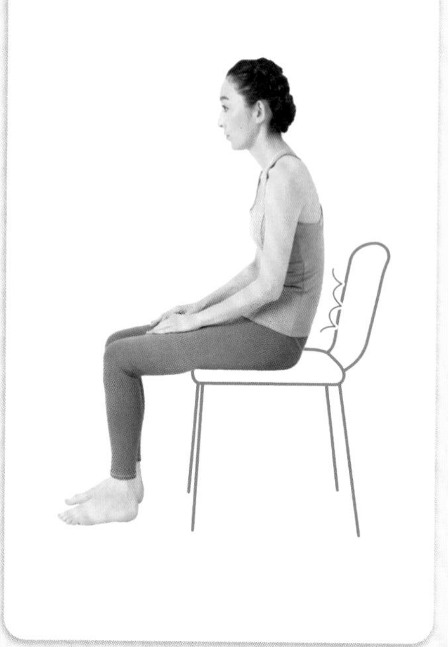

2

比起身體後彎，「身體後凸」的時候更容易覺得痛。

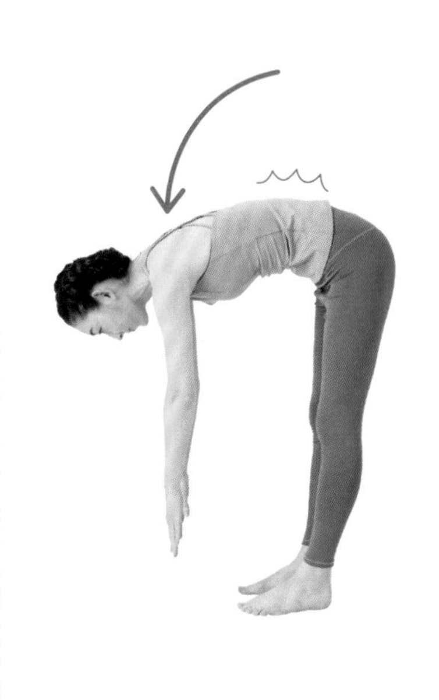

3

比起讓上半身往左右兩側傾倒（側彎），扭轉身體更容易覺得疼痛。

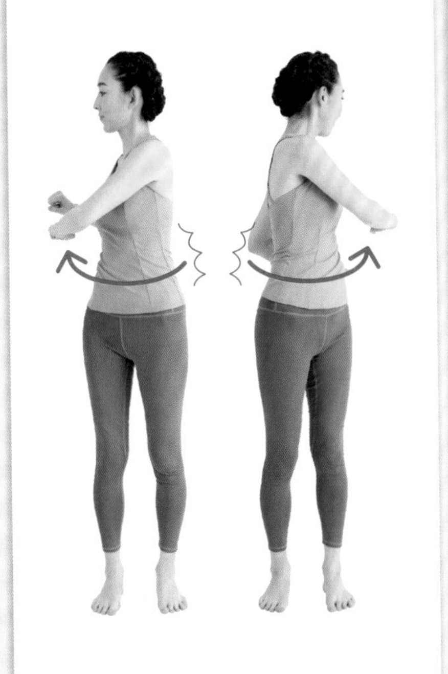

自我檢測3

確認有沒有與腰痛有關的「隱性偷懶肌」

乍看之下，最後的自我檢測似乎與腰部沒什麼關係，但其實腳尖也有可能出現偷懶肌，而這些偷懶肌除了會影響腰痛的類型，也與腰痛很有關係，所以建議大家自我檢測一下，看看自己有沒有隱性偷懶肌。

1

利用腳趾「握拳」

坐在椅子或是地板，膝蓋彎起、腳踝往前放鬆。腳跟著地、腳趾用力往內縮，做出猜拳的「石頭」。

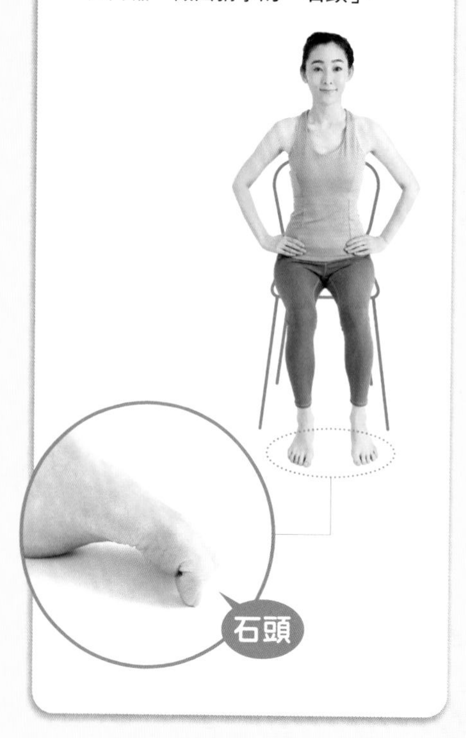

2

讓腳踝往內側扭轉與傾倒

讓腳踝與腳趾的內側出力，再讓腳踝往內側傾倒與扭轉。

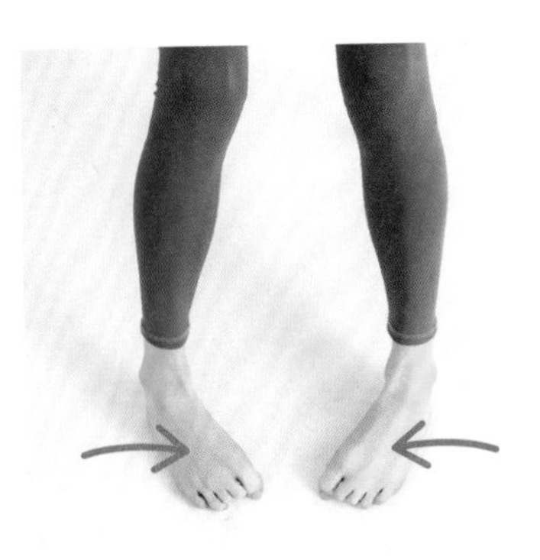

很難往**內側**
扭轉的人就是

↓

 **腰部反折**類型

3

讓腳踝往外側扭轉與傾倒

讓腳踝與腳趾的外側出力，再讓腳踝往外側傾倒與扭轉。

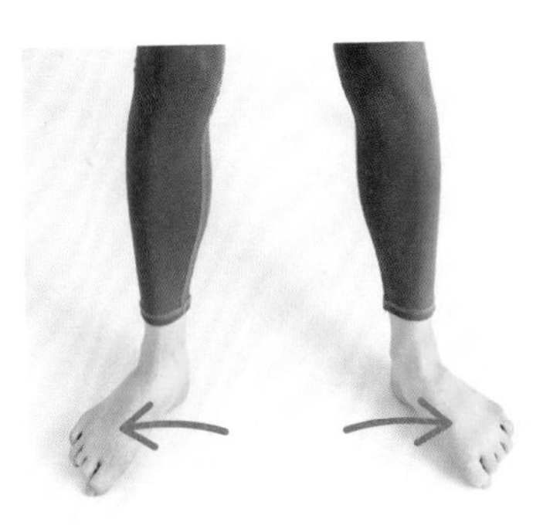

很難往**外側**
扭轉的人就是

↓

 **腰部後凸**類型

自我檢測的結果

在3項自我檢測之中，請先比較「自我檢測❶」與「自我檢測❷」的符合數量。結果應該會是下列3種模式之中的其中1種，此時可針對結果實踐第48～63頁的偷懶肌喚醒操。

如果做自我檢測❶時比較常出現腰痛，代表骨盆前傾，有「腰部反折」的症狀。一旦腰部反折，腰部的骨頭、關節的排列就會變得不正，腰部背面的肌肉也會變成「努力肌」，腰痛也就跟著出現。此時需要常常實踐「腰部反折類型」的偷懶肌喚醒操來**強化「偷懶肌」，也就是身體前側的肌肉，以改善腰痛的問題**。

而若在自我檢測❷時比較容易腰痛，代表身體前側的肌肉變成「努力肌」，隨時都承受了過度的負荷，一旦往後凸腰就很容易覺得痛。為此必須強化背部的「偷懶肌」，**也就是得常做「腰部後凸類型」的偷懶肌喚醒操**。這種偷懶肌喚醒操能矯正後傾的骨盆，也能改善造成腰痛的駝背問題。

假設2種自我檢測的符合項目一樣多，就請以相同的比例實踐「腰部反折類型」與「腰部後凸類型」的偷懶肌喚醒操。

此外，如果透過自我檢測❸發現自己有「隱性偷懶肌」，可試著實踐**隱形偷懶肌對策（54、62頁）**，腰痛應該就會明顯改善。

由於「偷懶肌喚醒操」可讓肌力恢復平衡，所以很快就會看到效果。**「若只針對腰痛的類型實踐偷懶肌喚醒操」或是「只針對會痛、會麻、不靈活的一邊實踐偷懶肌喚醒操」，就無法讓偷懶肌喚醒操徹底發效果**。自我檢測充其量是種指標，讓我們知道「哪種偷懶肌喚醒操該多做一點」，請務必實踐每一種偷懶肌喚醒操。

腰部反折類型

如果您屬於這種類型，請以下列的偷懶肌喚醒操為主。

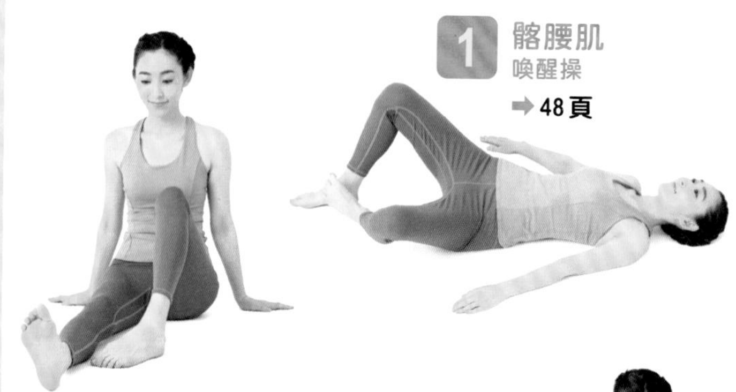

1 髂腰肌喚醒操

➡48頁

2 內膕旁肌喚醒操

➡50頁

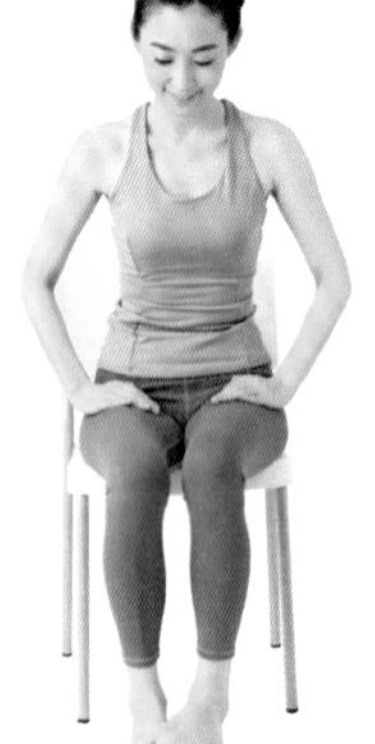

3 脛後肌喚醒操

➡52頁

＋

隱性偷懶肌對策

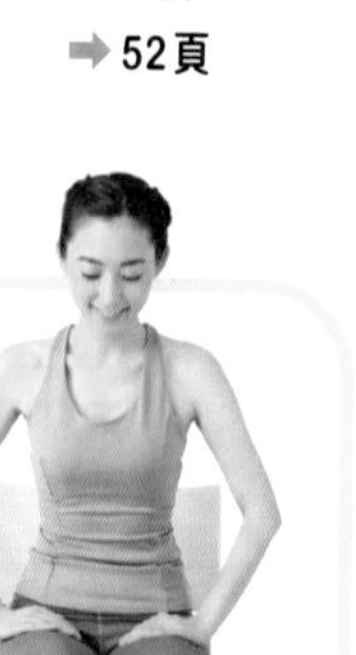

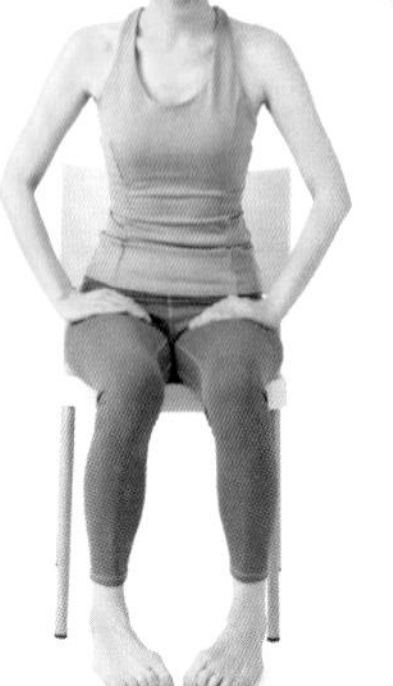

4 拇趾球喚醒操

➡54頁

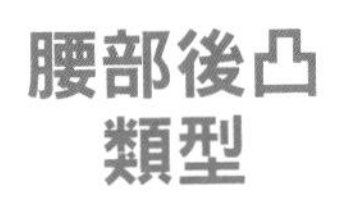

腰部後凸類型

如果您屬於這種類型，請以下列的偷懶肌喚醒操為主。

1 多裂肌、腹橫肌
喚醒操
➡56頁

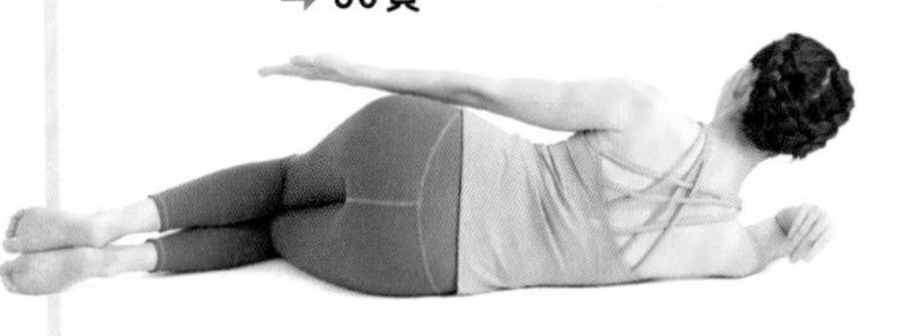

2 內轉肌
喚醒操

➡58頁

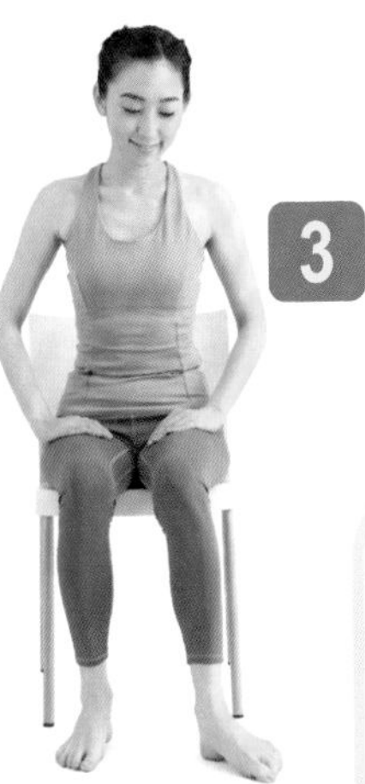

3 腓骨肌
喚醒操
➡60頁

＋

隱性偷懶肌對策

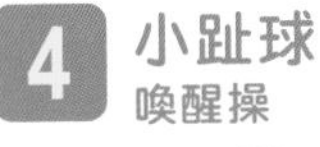

4 小趾球
喚醒操
➡62頁

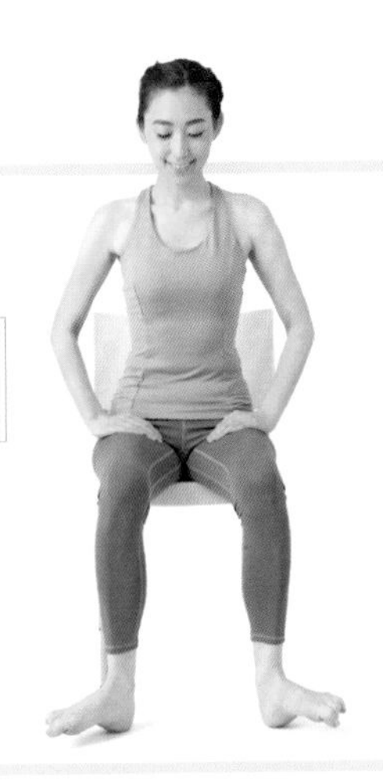

實踐「偷懶肌喚醒操」的重點

接下來就為大家依序介紹能迅速緩解腰痛的偷懶肌喚醒操。

從第48頁開始會介紹各種偷懶肌喚醒操的「具體實踐方法」以及「實踐祕訣」，但還是要先為大家介紹**一些共通的「實踐重點」**。

在實踐偷懶肌喚醒操的時候，若能注意左頁的5個重點，就能以**最有效率與效果的方式實踐偷懶肌喚醒操，也能幫助大家持之以恆**。

接著就讓我們翻到下一頁，試著踏出改善腰痛與坐骨神經痛的第一步吧！

讓偷懶肌喚醒操快速發揮最大效果的重點

重點 1

透過自我檢測了解腰痛類型後，
針對該腰痛類型實踐對應的偷懶肌喚醒操。

重點 2

以正確的姿勢實踐偷懶肌喚醒操，
同時將注意力放在要出力的肌肉。

重點 3

在維持 10 秒的姿勢，
以及維持 10 秒的動作時，盡可能用力。

重點 4

在實踐偷懶肌喚醒操之後，
確認「身體左右兩側」在疼痛、麻痺、
僵硬程度的落差有沒有減少。

重點 5

盡可能每天實踐偷懶肌喚醒操，
做不到的話，至少一週做一次。

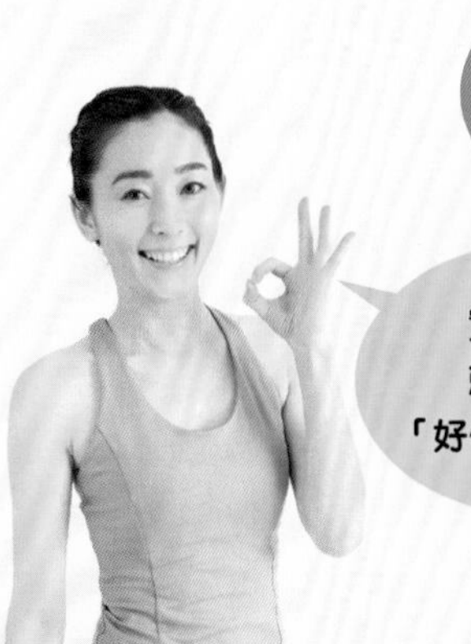

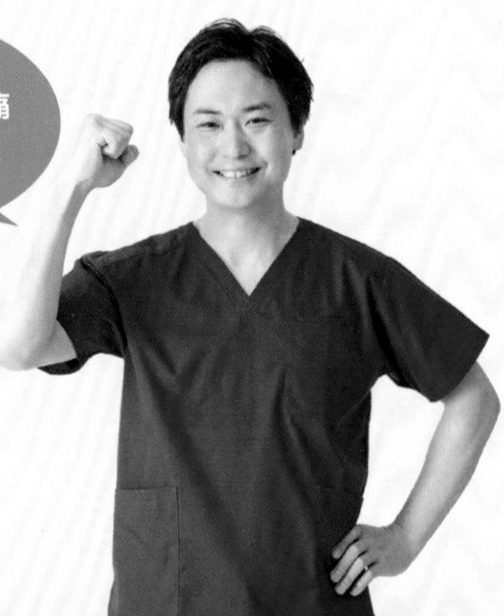

腰部反折類型 1

髂腰肌喚醒操

刺激位於髖關節根部的「髂腰肌」，快速提升於腰部、髖關節前側支撐肌肉組織的力量！

1 先仰躺，再讓單邊的膝蓋立起來，接著讓另一隻腳的腳趾朝向天花板

仰躺後，讓右腳的膝蓋立起來，再讓左腳從「膝蓋打直」的狀態「微微往外彎曲」。接著讓左腳的腳尖「握拳」，再朝向天花板。

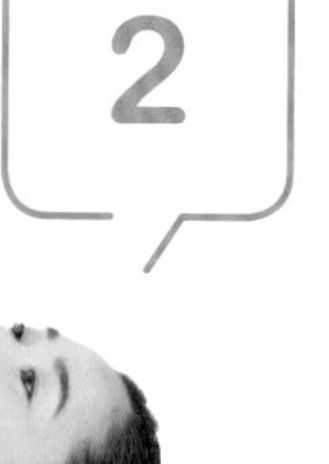

2 讓左腳靠攏

接著像是讓左腳的腳跟與地板摩擦一樣，將左腳往內拉，然後回到步驟①的姿勢。「往內拉➡回到原位」的動作大概每1秒做一次，至少要做10次。接著左右互換，換另一隻腳做相同的動作。

＊照片為刺激左側肌肉的示意圖

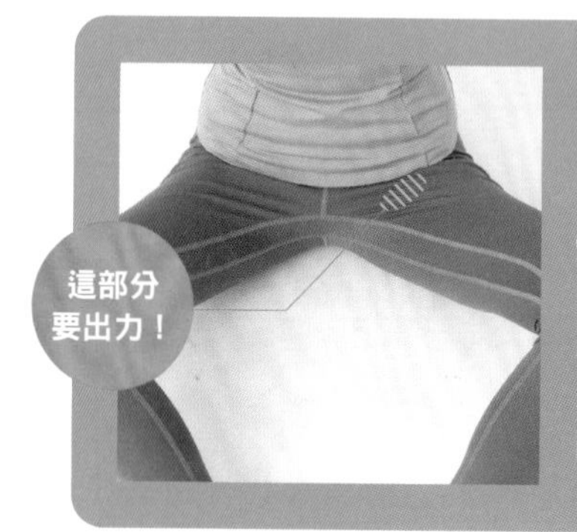

下腹部的左右兩側

髂腰肌是從脊椎的腰部（腰椎）、骨盆內側（髂骨內側）延伸至左右大腿骨根部的肌肉。請將注意力放在這個範圍再開始用力。

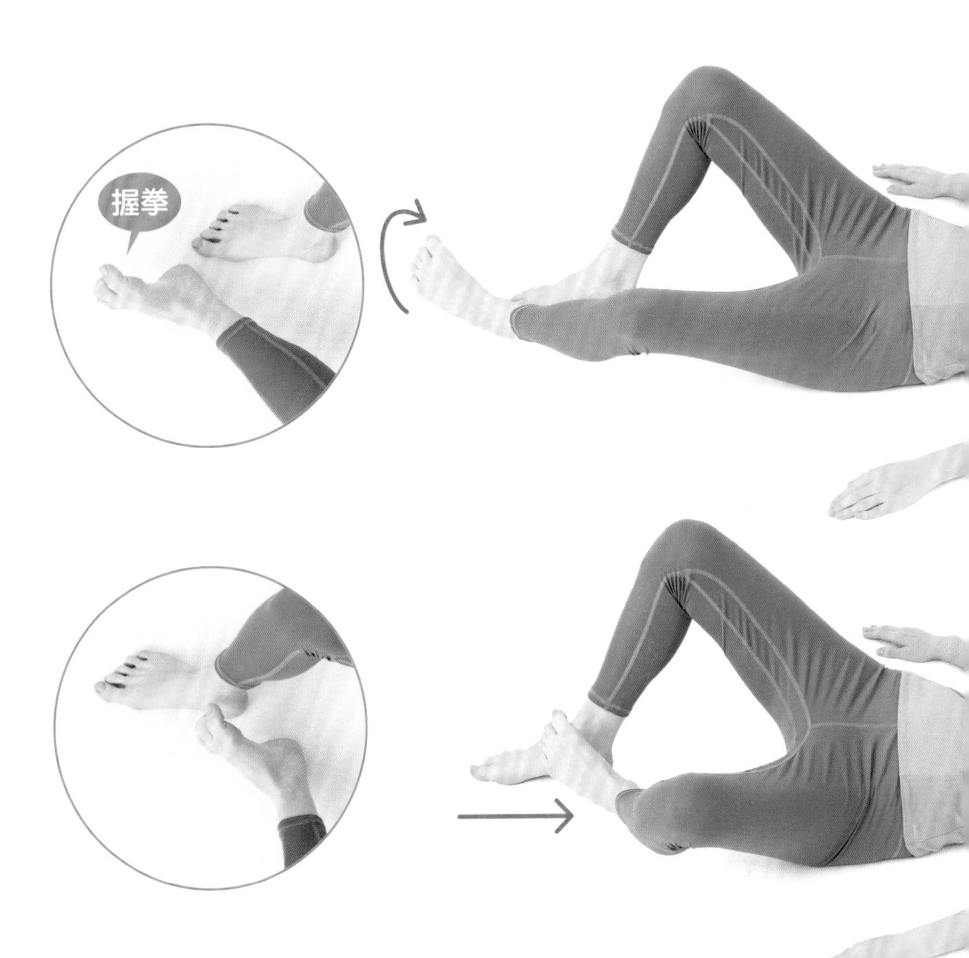

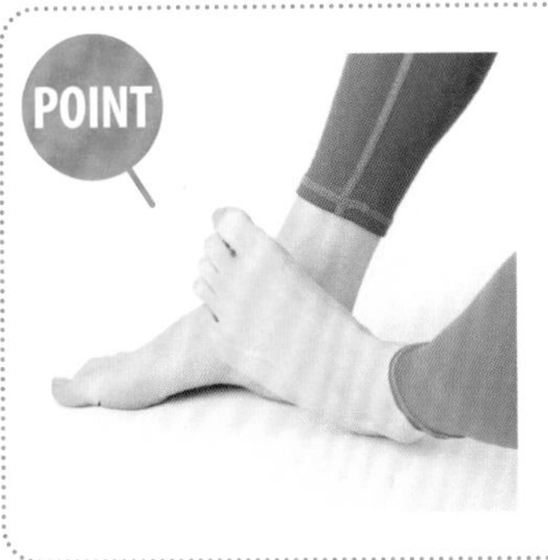

要往回拉的那隻腳一定要維持「腳趾握拳與朝向天花板」的狀態。

腰部反折類型 2

內膕旁肌喚醒操

位於大腿內側與後側的「內膕旁肌」若是醒過來，腰部就會變得更穩定與靈活！

1

先坐在地板上，再讓單腳的腳底抬起來

先以骨盆直立的姿勢坐在地上，然後打直背部，再讓手撐在後方，撐住上半身。右腳往前輕鬆地伸直，再讓左腳腳尖一邊往內側轉，一邊讓左腳的膝蓋稍微打彎，藉此讓腳踝浮空。

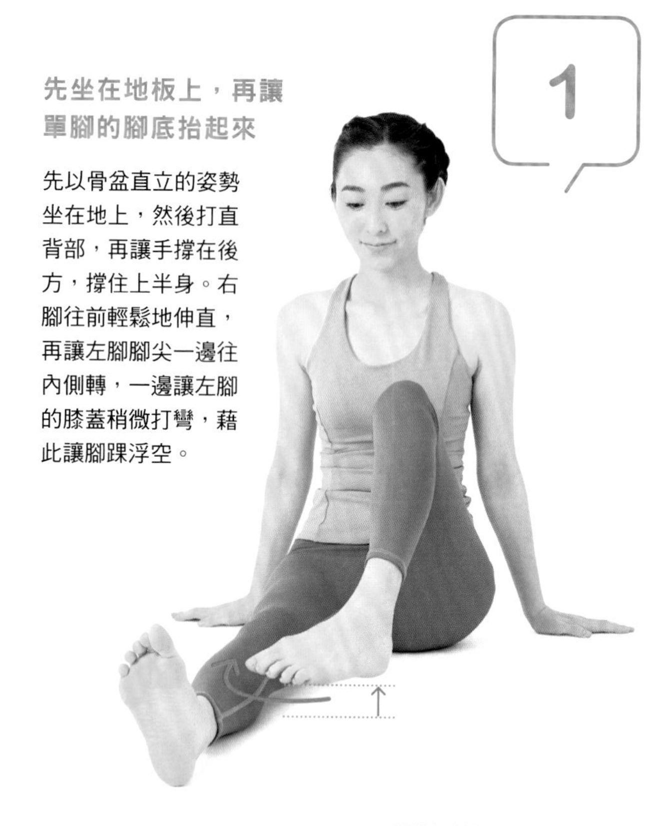

＊照片為刺激左側肌肉的示意圖

這部分要出力！

大腿內側的後側

內膕旁肌會從骨盆的左右兩側下端（坐骨）往左右大腿的後側延伸，直到脛部內側骨頭（脛骨）的上緣內側。在實踐喚醒操的時候，請將注意力放在這個範圍。

2

讓浮空的腳底踩在地板，再用力往正下方壓

在腳趾持續往內側轉的同時，腳跟用力踩地10秒。接著左右互換，讓另一隻腳進行相同的訓練。

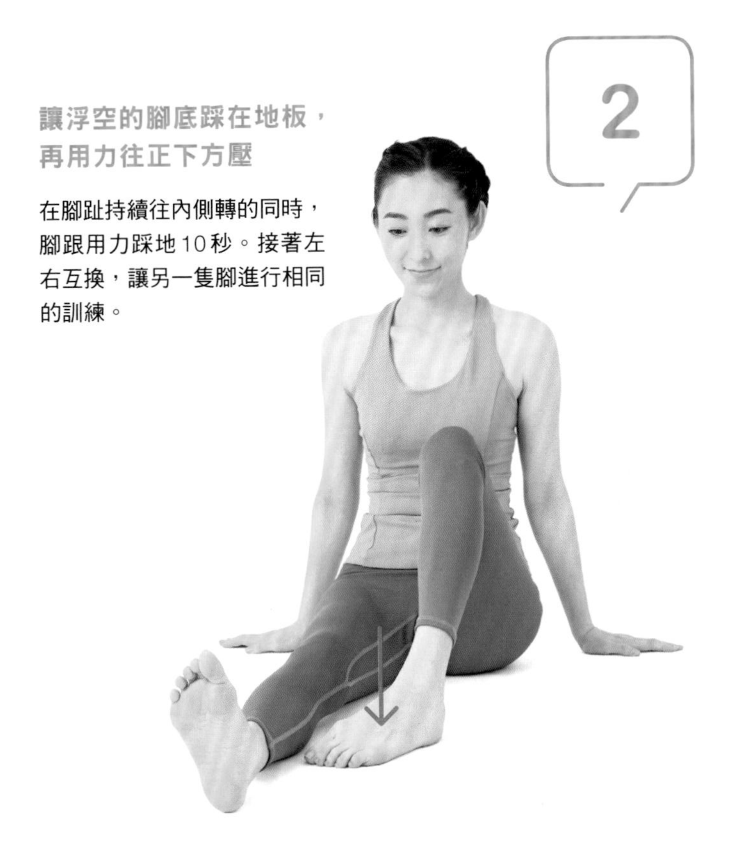

✕NG 這種姿勢無法正確出力

讓腳尖往內側轉，以及讓膝蓋垂直，才能讓內側廣肌出力。

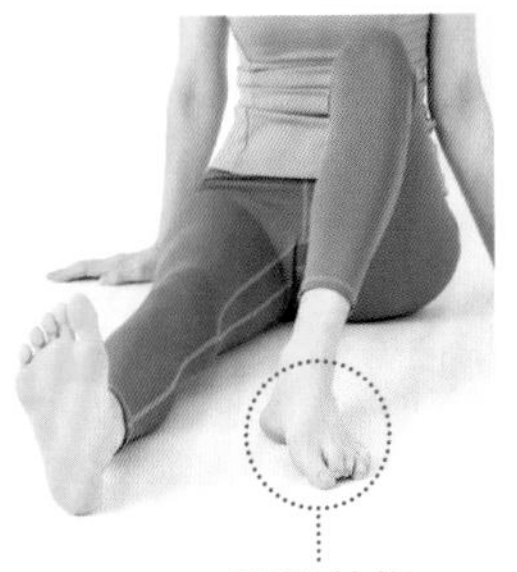

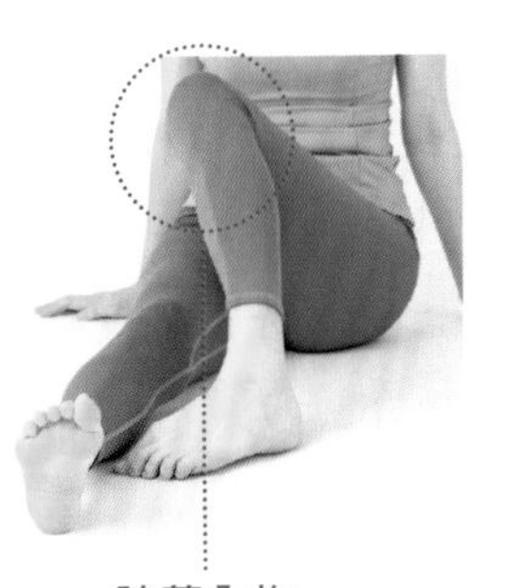

腰部反折類型

3

脛後肌喚醒操

喚醒位於小腿肚內側的「脛後肌」可大幅提升腰部到下半身的健康！

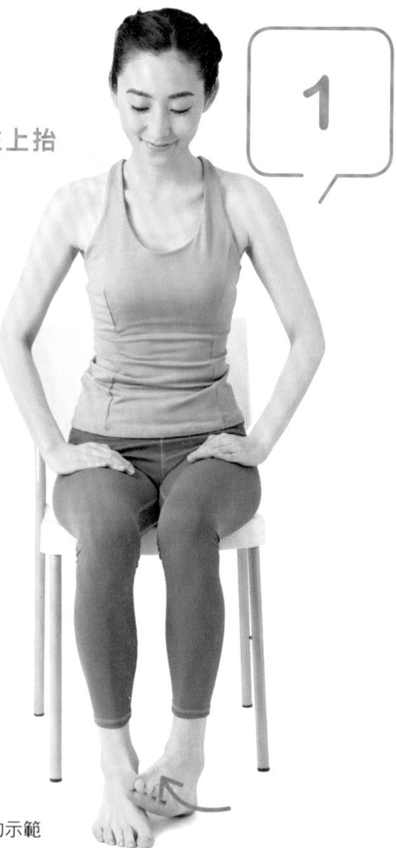

先坐在椅子上，再讓單腳的腳尖往上抬

先坐在椅子上，讓骨盆立起，再挺直背部，然後讓左右腳的間距稍微拉開。接著讓左腳的「腳尖」往內側旋轉，左腳腳跟踩地的同時，讓「腳尖」往天花板抬起。

＊照片為刺激左側脛後肌的示範

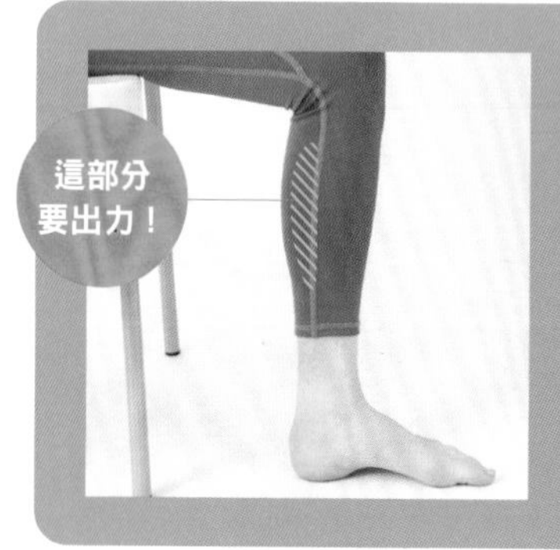

小腿肚的內側

脛後肌是從脛骨上方的內側往小腿肚的內側延伸至腳趾根部的肌肉。請在用力時，將注意力放在這個區塊。

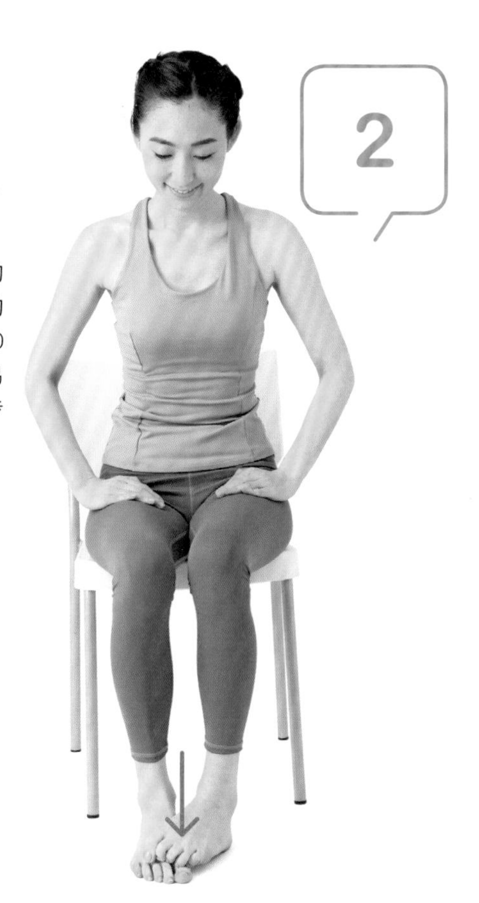

讓腳跟留在原位，再讓腳掌用力壓住另一隻腳的腳背

在左腳腳跟留在原位的情況下，讓左腳腳底的足弓壓在右腳腳背 10 秒。接著左右互換，另一隻腳也依照前面的步驟訓練。

✕NG 這樣就無法正確出力

用力壓住腳背時，腳跟有可能不小心離開地面，或是腳趾在另一隻腳的腳背握拳，這麼一來就無法正確出力。

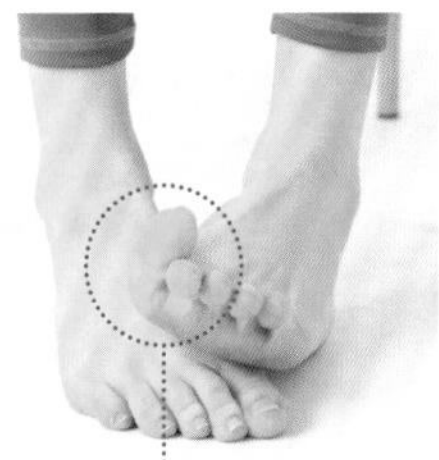

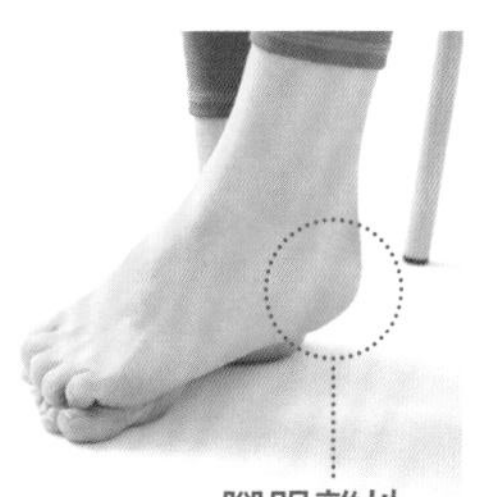

腰部反折類型

4

[隱性偷懶肌對策]

拇趾球喚醒操

這是建議「腰部反折類型」的人實踐的喚醒操。可有效預防骨盆前傾，矯正骨盆方向！

1

先坐在椅子上，再讓兩腳的腳尖往內側抬起

坐在椅子上，左右腳稍微拉開，再讓「兩腳腳尖往內側旋轉」，接著在腳跟踩在地面的狀態下，讓腳尖往天花板抬起。

＊照片為同時刺激左右兩腳的示範。

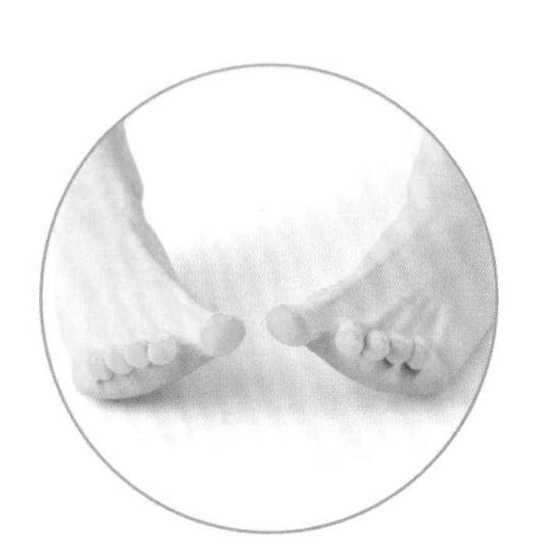

2

讓腳跟留在原地，同時讓腳尖往下沉與握拳

接著讓腳跟留在原地，讓腳踝放鬆，再讓往內側旋轉的腳尖往下壓，接著讓拇趾與食趾的腳底用力往下壓，讓所有腳趾「握拳」10秒。

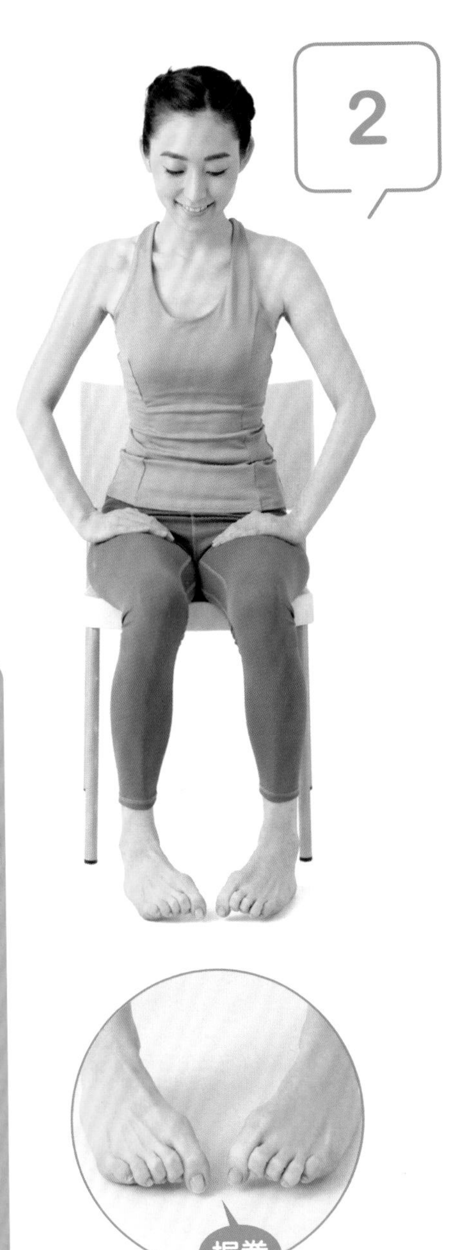

腳拇趾根部

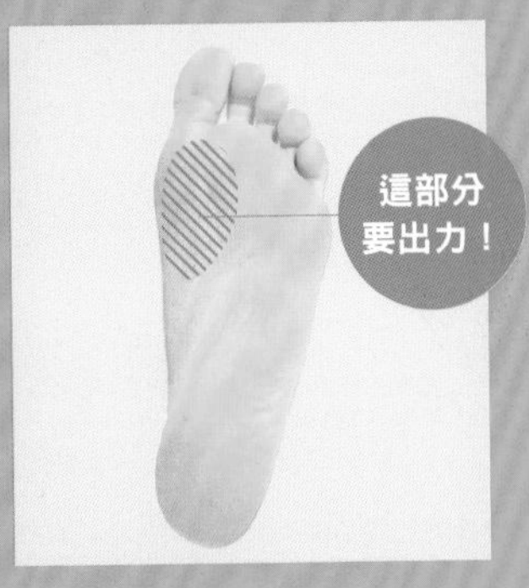

「母趾球」就是腳拇趾根部的肌肉，也就是足拇肌群。嚴格來說，這個肌群可分成外展足拇肌、內收足拇肌與屈足拇短肌，但只要在出力時，將注意力放在腳拇趾即可。

腰部後凸類型

1

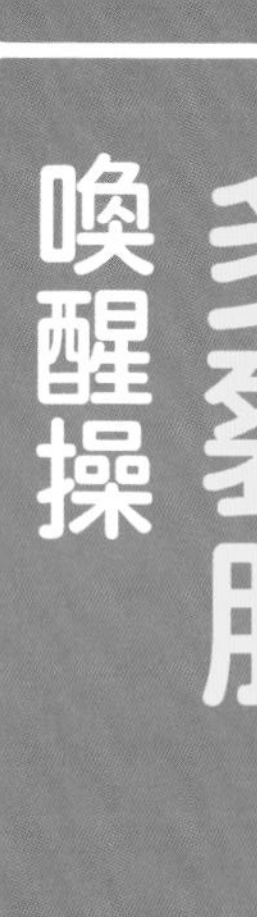

多裂肌、腹橫肌喚醒操

喚醒從後方支撐腰部與髖關節的「多裂肌」與「腹橫肌」，就能一口氣解決腰痛、臀部緊繃與腳部麻痺的問題！

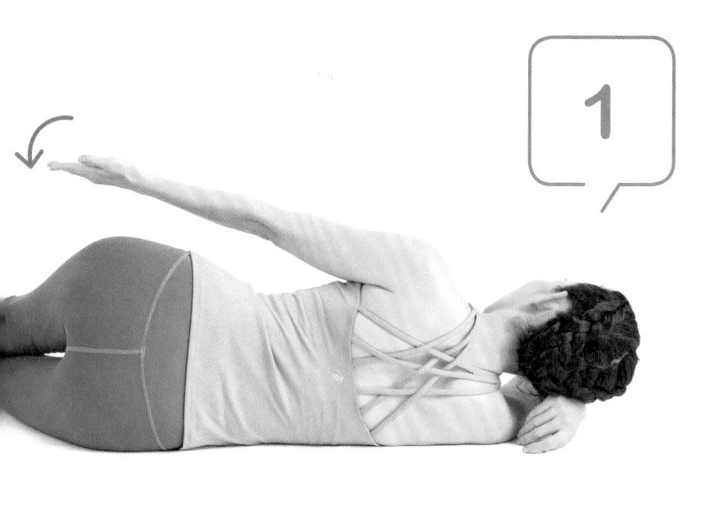

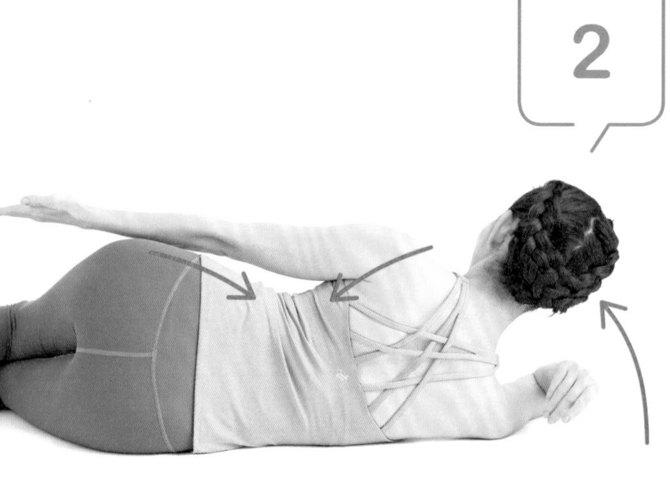

＊照片為刺激左側肌肉的示範

從腹部側面與腰部周圍的脊椎

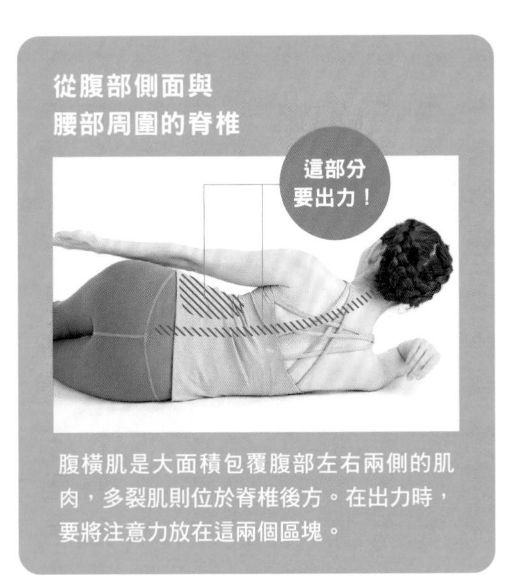

腹橫肌是大面積包覆腹部左右兩側的肌肉，多裂肌則位於脊椎後方。在出力時，要將注意力放在這兩個區塊。

先側躺，再讓掌心朝上

先往右側躺，讓身體左側朝上以及挺胸。接著讓雙腳膝蓋微微彎曲，再讓左手臂往前方延伸，同時讓掌心朝上。

✕NG 這樣就無法正確出力！

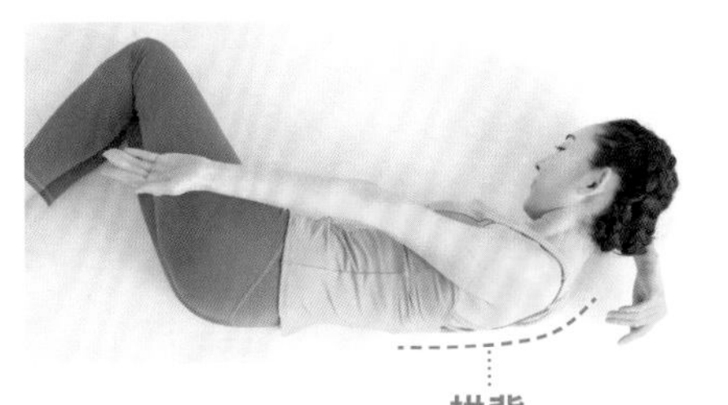

如果沒有挺胸與打直背部，就無法刺激多裂肌與腹橫肌。別讓視線往向膝蓋，而是要直視前方。

讓上半身離開地面

在下半身留在原地以及左手掌心持續朝上的狀態下，想像側腰與骨盆收緊，然後讓上半身離開地面10秒。接著左右交換，另一側也進行相同的訓練。

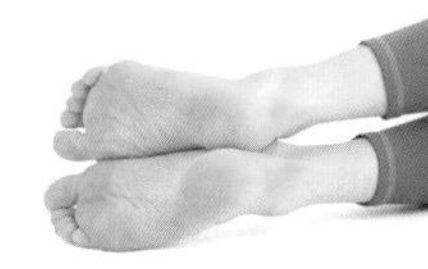

腰部後凸類型

2

內轉肌喚醒操

位於大腿內側的「內轉肌」是間接支撐膝蓋前方的肌肉。喚醒這塊肌肉除了能緩解腰痛，還能矯正外八的走路方式！

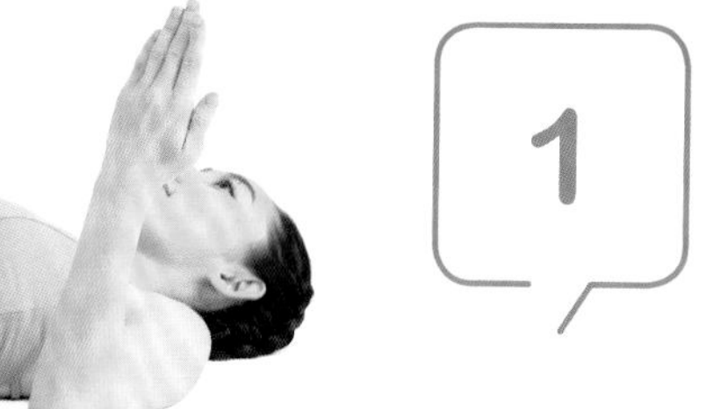

1

先躺在地上，讓單邊的膝蓋立起來，再讓腳尖往內側旋轉

仰躺在地上之後，先讓左腳膝蓋立起來，再讓左腳腳尖「往內側旋轉」，但腳底要完全貼在地面上。此時要讓雙手的掌心朝上。

2

臀部離地

在兩邊的肩膀、背部、左手手肘、雙腳都留在原位的狀態下，以左腳的腳跟以及膝蓋為支點，讓臀部左側離地10秒。接著左右互換，另一側的腳也以相同的方式訓練。

這部分要出力！

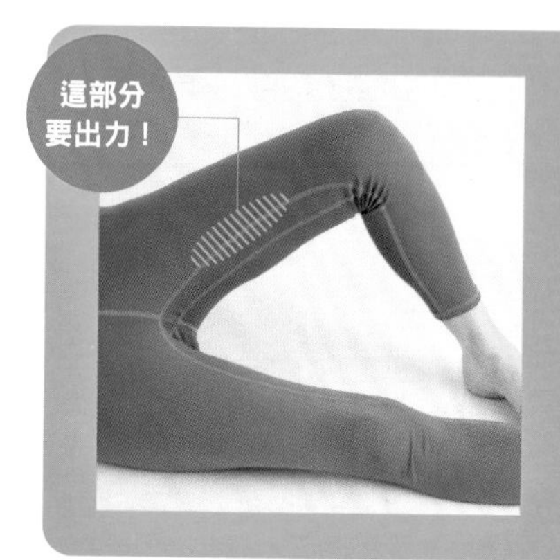

大腿內側的所有肌肉

內轉肌是從骨盆的左側或右側的下緣（坐骨、恥骨）往左右兩側的大腿內側延伸，直到大腿骨的肌肉。在出力時，要將注意力放在這個區塊。

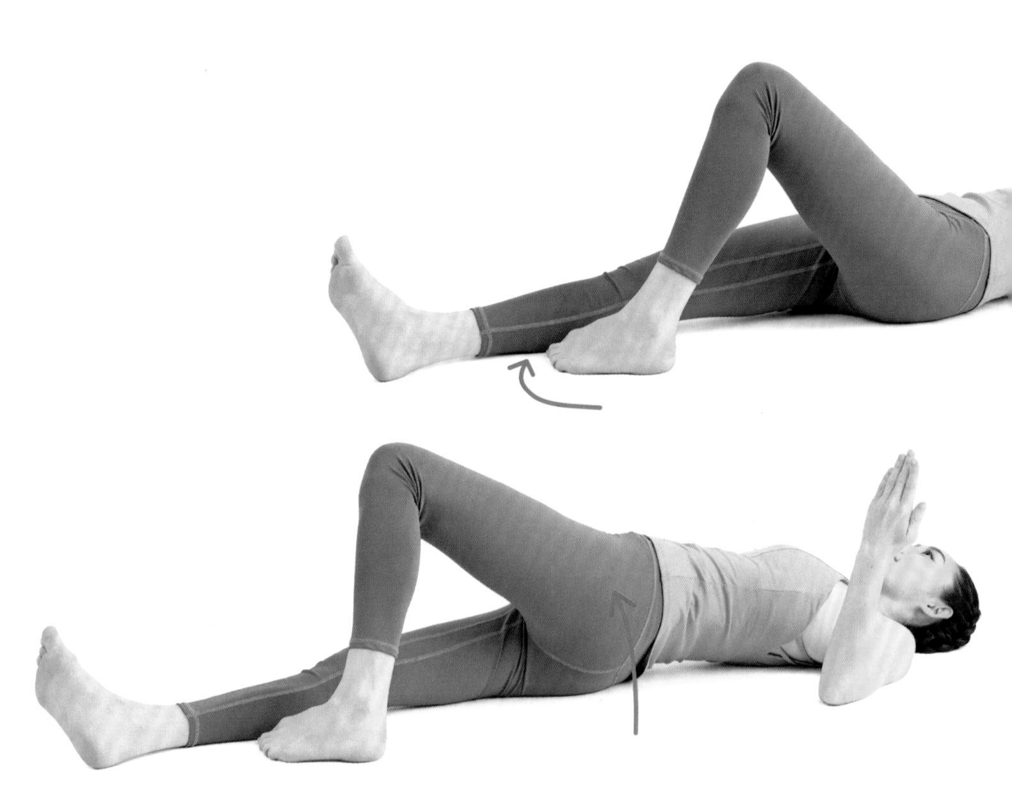

＊ 照片為同時刺激左右兩腳的示範。

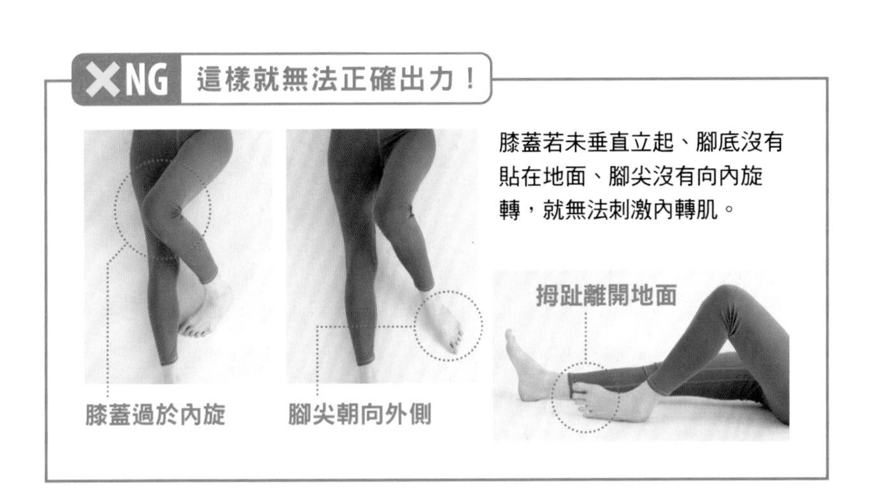

膝蓋若未垂直立起、腳底沒有貼在地面、腳尖沒有向內旋轉，就無法刺激內轉肌。

腓骨肌喚醒操

位於脛骨外側的「腓骨肌」是從外側支撐腳踝的肌肉。
喚醒這條肌肉除了能改善腰痛，還能有效緩解腳底疼痛與小腿肚抽筋的問題。

1

坐在椅子上，讓單腳的腳尖往上抬

先坐在椅子上，然後讓骨盆立起來與打直背部。接著讓踩在地上的左右腳稍微拉開距離。「讓左腳腳尖往左側旋轉」之後，在左腳腳跟踩在地面的情況下，讓腳尖往天花板抬起來。

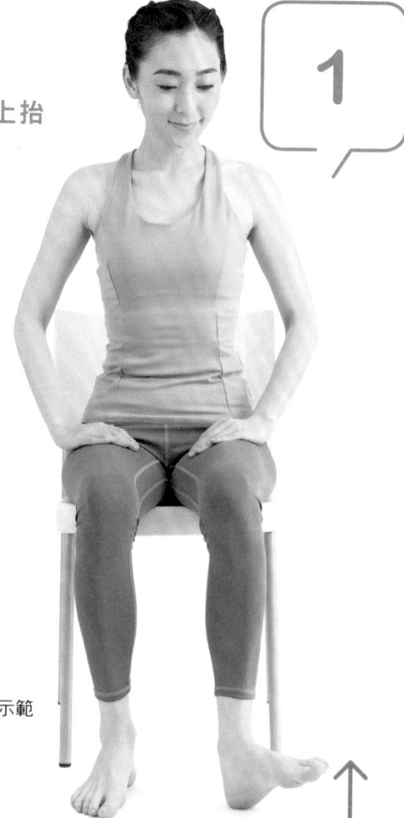

＊照片為刺激左側肌肉的示範

這部分要出力！

脛骨的外側

腓骨肌是從脛骨外側的骨頭（腓骨）上方穿過脛骨外側，再延伸至腳趾根部的肌肉。在出力時，要將注意力放在這個區塊。

在腳跟留在原地的情況下，讓腳尖往外側放下與用力壓向地板

在腳跟留在原地的情況下，放鬆腳踝，再讓腳尖往外側旋轉，然後想像拇趾用力抓向地板。持續出力10秒後換腳，進行相同的訓練。

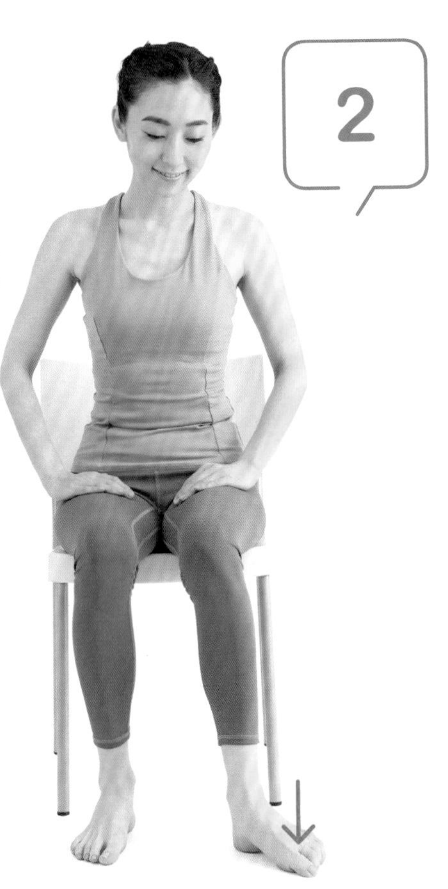

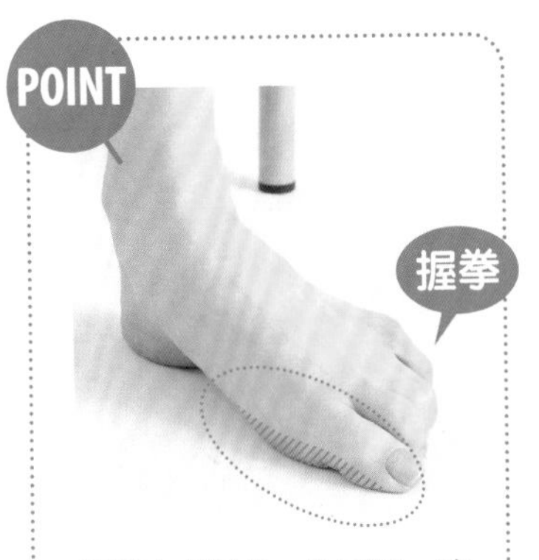

讓腳尖「握拳」的同時，讓圖中斜線區塊用力壓向地板。

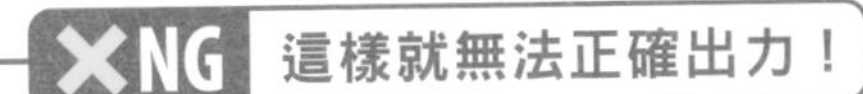

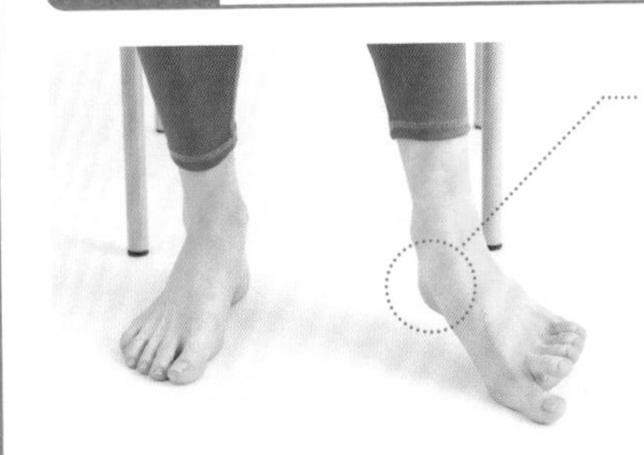

拇趾與腳跟離開地面

讓拇趾用力壓向地面的時候，千萬別不小心讓腳趾往上翹，或是讓腳跟離開地面。

腰部後凸類型

4

[隱性偷懶肌對策]

小趾球喚醒操

這是推薦「腰部後凸類型」的人實踐的喚醒操。能有效預防骨盆後傾，矯正骨盆方向！

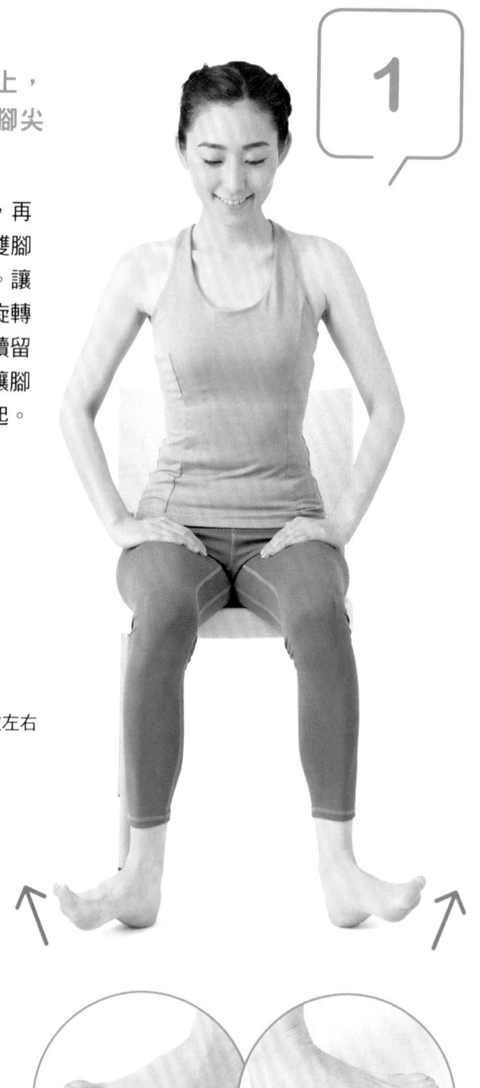

先坐在椅子上，再讓雙腳的腳尖往外側抬高

先坐在椅子上，再讓踩在地上的雙腳稍微拉開距離。讓雙腳腳尖往外旋轉後，讓腳跟繼續留在地面，同時讓腳尖往天花板抬起。

＊照片是同時刺激左右兩側肌肉的示範

2

讓腳跟留在原位，同時讓腳尖放下來再用力握拳

讓腳跟留在原位，同時讓腳踝放鬆以及讓朝向外側的腳尖直接往下沉。讓小趾、無名趾、中趾的腳底區塊用力，同時讓所有腳趾用力「握拳」10秒。

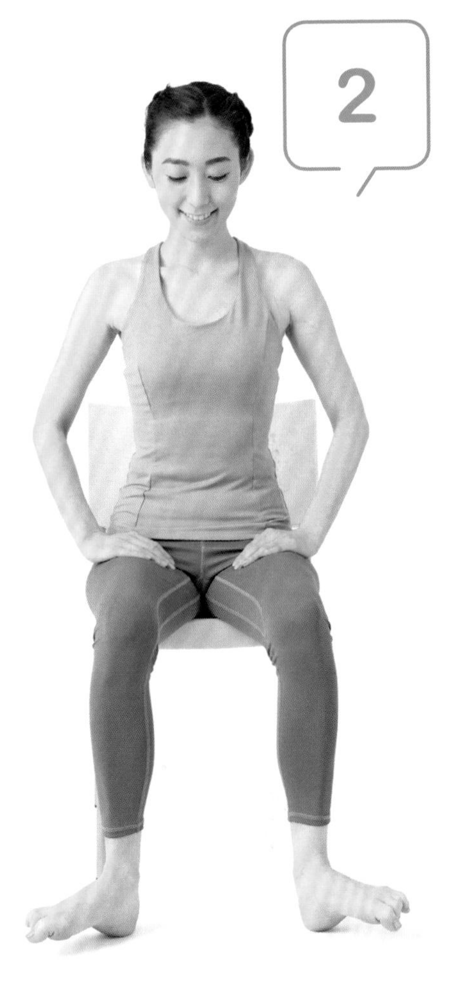

小趾根部的肌肉

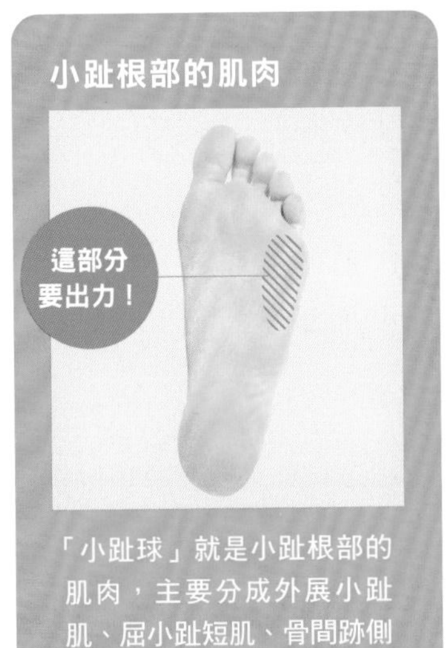

「小趾球」就是小趾根部的肌肉，主要分成外展小趾肌、屈小趾短肌、骨間跡側肌、蚓狀肌，出力時，將注意力放在這個區塊即可。

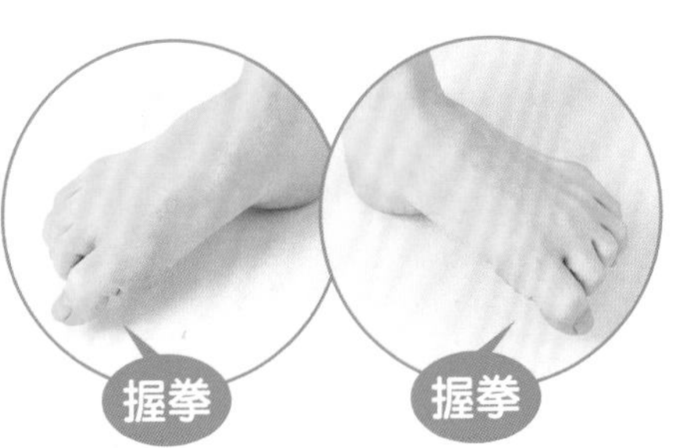

「腰部一反折就痛」的類型要讓骨盆往前旋轉

第 3 章

髂腰肌一偷懶，腰部就會變得緊繃、僵硬、疼痛與不自主的反折

「腰部反折類型」的人的問題在於「髂腰肌」、「內臟旁肌」、「脛後肌」偷懶，這也很可能會導致腰痛與坐骨神經痛發作。

因此本書要在第2章介紹能快速刺激這幾條肌肉的方法。

接下來要介紹3種偷懶肌喚醒操的效果。

到底髂腰肌、內臟旁肌、脛後肌是怎麼樣的肌肉呢？

為什麼這些肌肉偷懶就會出現疼痛或是麻痺的症狀呢？

實際刺激這些肌肉，為什麼「腰部的毛病會改善」，疼痛與麻痺會緩解呢？

首先從髂腰肌開始介紹。

髂腰肌是支撐腰部與髖關節前側的深層肌肉（Inner muscle）。

正確來說，髂腰肌是由「大腰肌」、「小腰肌」、「髂肌」組成（可參考下圖）。髂腰肌就是這3條肌肉的總稱。

髂腰肌與努力肌的關係

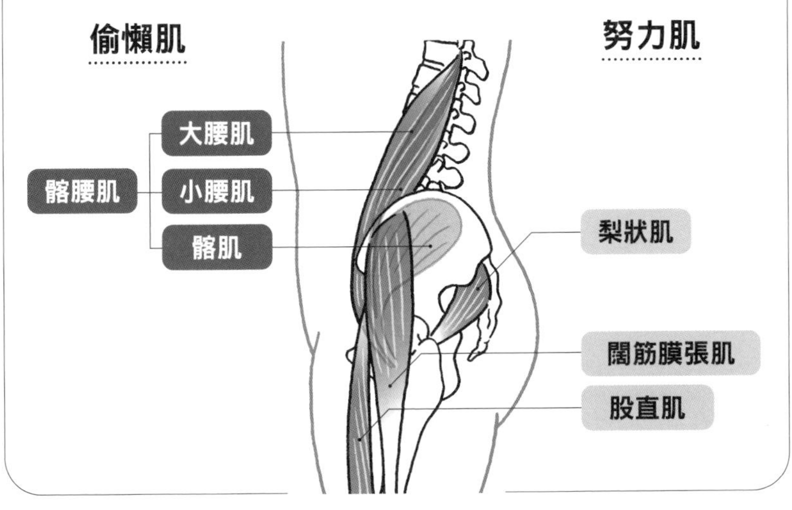

一旦髂腰肌偷懶，支撐腰部的力量當然會變弱，與髂腰肌位於另一側的肌肉，也就是支撐腰部與髖關節的**「多裂肌」就得為了彌補不足而承受更多負擔**。

這條多裂肌會在92頁的時候進一步說明，但這條位於脊椎後側的肌肉主要是負責讓腰部之上的上半身反折，所以當這條多裂肌太過操勞，就會變得緊繃與收縮，腰部也會因此更常反折。

腰部到背後的肌肉若是太過緊繃與僵硬，就會出現肌肉痛＝肌筋膜疼痛症，腰椎原有的後凸就會變得更彎，「腰部反折」的情況也會變得更嚴重。

一口氣解決腰部反折＆骨盆前傾的問題！從根本切斷疼痛與麻痺的「惡性循環」

不良影響不只是前一節提到的那些。

髂腰肌的主要功能在於「讓髖關節彎曲，讓大腿（腳）跟著抬起來（屈曲）」。

一旦髂腰肌偷懶、肌力變弱，抬大腿就得需要其他肌肉幫助，也就是**位於大腿斜前方的「闊筋膜張肌」或是位於大腿前側正中處的「股直肌」得多出一分力。**

換言之，當這些肌肉過於操勞就會變成努力肌。

如此一來，骨盆就會變得容易前傾，因為這些肌肉都與骨盆相連，所以變得緊繃與僵硬之後，就會一直把骨盆往前拉。

一旦骨盆前傾，腰部就會變得更反折，最終就會演變成惡性循環。除了腰椎與腰椎之間的椎間盤之外，腰部附近的組織也會一直承受多餘的負擔。

此外，髂腰肌也負責「讓髖關節往外張開（外旋）」，所以當髂腰肌偷懶，讓髖關節外旋的力道也會變弱。

為了彌補不足，位於臀部正中央最深之處，**分成左右兩側的「梨狀肌」就會過**

勞，成為一直緊繃與僵硬的努力肌。如此一來，就會造成臀部緊繃、僵硬與疼痛。

梨狀肌下方還有控制腳部感覺與動作的「坐骨神經」經過。當這條在人體之中，直徑最粗、長度最長的坐骨神經被過勞的梨狀肌纏住，**臀部與腳部就會出現疼痛與麻痺的問題**。

引起這一連串毛病的根本問題在於髂腰肌偷懶。只要刺激髂腰肌，讓髂腰肌恢復正常，變得僵硬的多裂肌以及過勞的闊筋膜張肌、股直肌與梨狀肌就會自動放鬆，**失衡的骨盆與腰椎也會恢復正常，疼痛與麻痺的症狀也能得到改善**。

透過第48頁介紹的髂腰肌喚醒操改善疼痛或是麻痺的問題之後，若是覺得「效果還不夠」，可試著練習左頁讓髂腰肌增加負擔的進階版喚醒操，讓髂腰肌變得更加柔韌有力。

增加負荷的 進階版髂腰肌喚醒操

如果覺得第48頁的「髂腰肌喚醒操」太過輕鬆，可試著做這個增加負荷的進階版髂腰肌喚醒操，進一步提升髂腰肌的肌耐力。

1

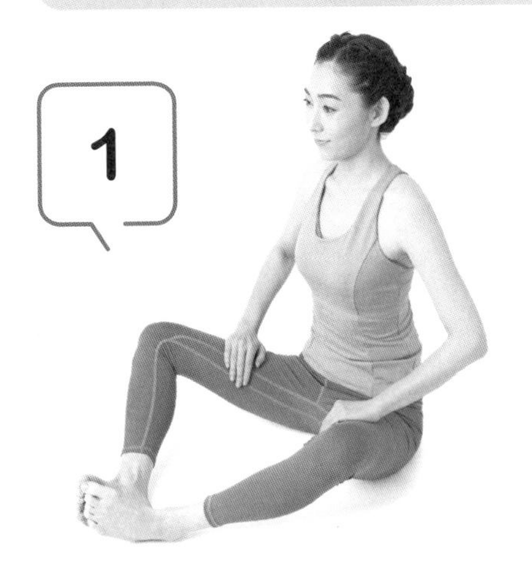

坐在地板上，雙腳張開，再讓腳底對在一起

坐在地板上，讓骨盆立起來以及打直背部，然後讓雙腳腳底完全合在一起，讓左右腳的膝蓋往外張開，大腿與小腿肚圍成正方形。

2

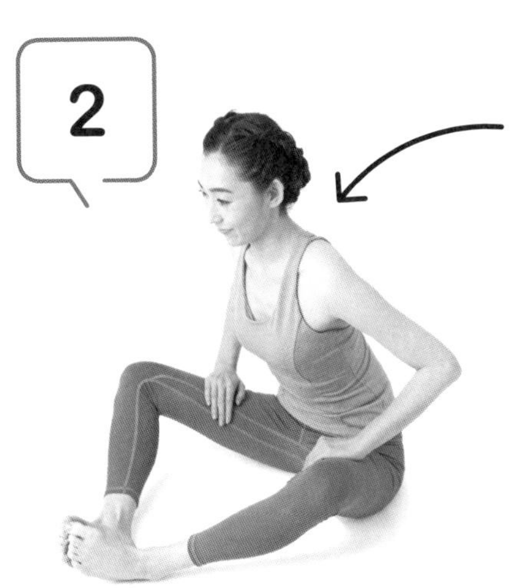

讓上半身向前傾倒

在下半身的狀態、位置保持不變，背部保持挺直的姿勢下，一邊想像肚臍往前挺，一邊讓上半身盡可能往前傾。讓下腹部與髖關節的前側用力，然後維持10秒。

POINT

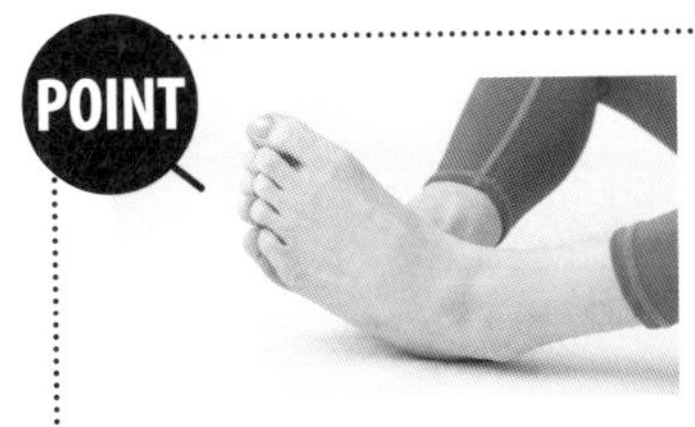

讓左右腳的腳底完全貼合，再讓腳尖盡可能朝天花板抬起。

*照片為同時刺激左右兩側肌肉的示範

病例❶ 男性・30多歲・廚師

成功憑自己的力量克服腰痛與腳部麻痺的症狀！站著工作一整天也不會覺得「疼痛與麻痺」

這名病患國中時期熱衷足球，也在當時腰痛開始發作產生不適。去看醫生之後，醫生告訴他這是**滑脫症與椎間盤突出**造成的腰痛。儘管當初為了復健而看了一年多的醫生，卻沒有任何改善。等到他成為廚師之後，還是覺得**「腰部隱隱作痛」，慢慢地連腳都開始麻麻的**。

在接受針灸治療之後，腰痛的確減輕

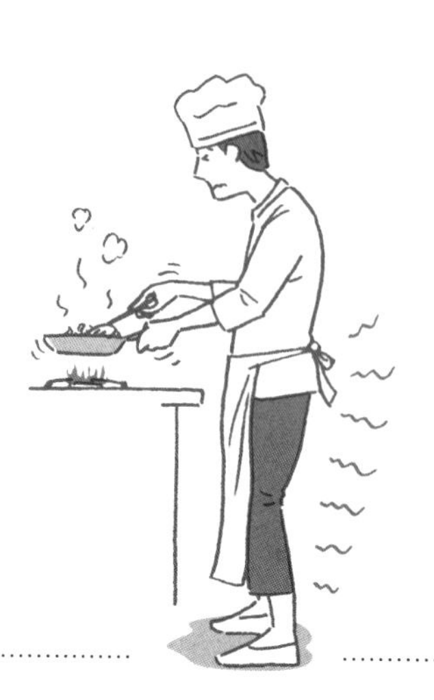

不少，但是一整天都要站著工作反而讓這種腰部反折的腰痛變本加厲，尤其當腳部開始麻麻的時候，更是讓他覺得「不會吧，怎麼又有問題了」，心情也更是低落。

當他以「盡可能每天做」、「慢慢增加次數」的方式練習偷懶肌喚醒操，**讓他最是煩惱的腳部麻痺就再也沒出現過**。身體狀況好的時候，**就算是整天站著工作，也不會覺得腰痛**。不僅如此，就算隱約覺得腰痛復發，也不像之前那麼痛，可以忍到明天，等到腰痛結束。

此外，整天站著工作之後，通常會在傍晚的時候覺得下半身很沉重，但是當他練習偷懶肌喚醒操，這個問題也得到明顯的改善。

這是調整腰部與下半身的構造，讓身心變得更加舒適的極佳範例。

內膕旁肌偷懶，就容易出現骨盆前傾、腰部反折的問題

「內膕膀肌」是由「半腱肌」與「半膜肌」所組成，是位於大腿內側後方的肌段，主要是從骨盆的左側與右側下緣（坐骨）穿過左右大腿的內側背面，再延伸至脛骨內側的上緣，所以**內膕旁肌的主要功能在於讓髖關節往後方延伸（伸展），以及讓膝蓋關節彎曲（屈曲）**。

此外，內膕旁肌也能將膝蓋（脛骨）往後避免膝蓋太往前突出，所以當我們在走路的時候讓腳跟著地，內膕旁肌就會收縮，讓膝蓋保持微微彎曲的狀態，**避免讓膝蓋承受過多負擔**。

不過，當內膕旁肌變成偷懶肌，無法正常運作，膝蓋就會在我們走路的時候完全打直。

如此一來，若是不讓骨盆前傾，身體就無法保持平衡。

因此，負責前傾骨盆、打直膝蓋的**股直肌就會直接承受負擔，也會因為過勞而變成緊繃、收縮且僵硬的努力肌**（參考下圖）。

一如第68頁的說明，當股直肌變成努力肌，就會讓骨盆前傾或是讓腰部反折。

內膕旁肌與努力肌的關係

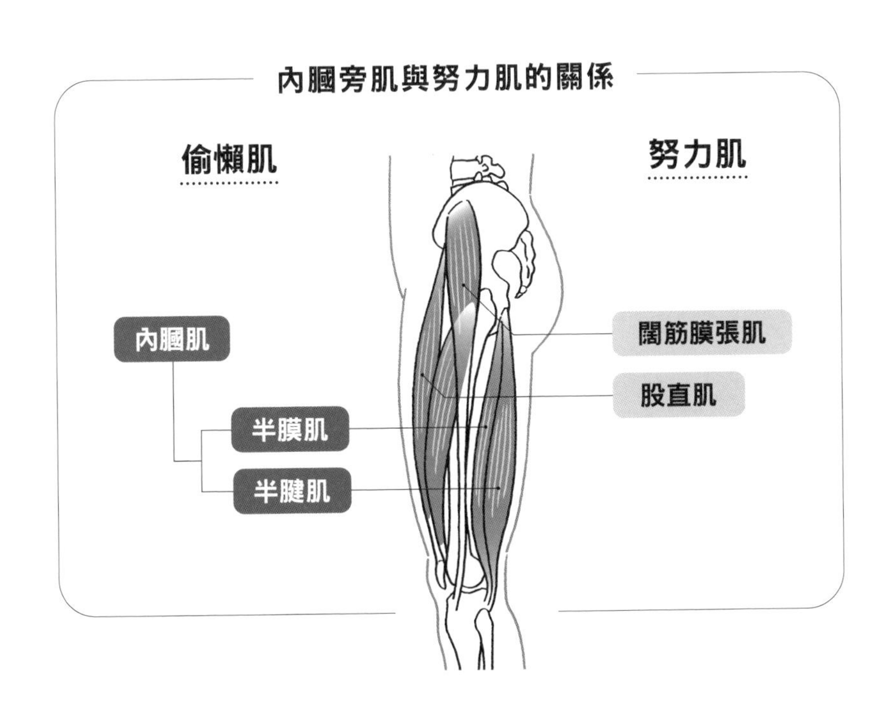

與此同時，同樣讓骨盆前傾的**闊筋膜張肌也會跟著變成努力肌，骨盆前傾與腰部反折的症狀將加速惡化**。

光是這樣，就有可能造成腰痛並甚至可能惡化。

內臟旁肌與髂腰肌要一起矯正

在此想請大家趁機記住一件事。

一如第69頁所介紹的，髂腰肌的主要功能在於讓髖關節屈曲，而內臟旁肌的主要功能是讓髖關節伸展。

因而認為髂腰肌與內臟旁肌擁有「完全相反的性質與功能」，不會同時運作。

但其實不然。

髂腰肌與內臟旁肌的關係非常密切，常常一起工作之外，也會一起變弱。

當這對組合變弱，從「髂腰肌的角度」來看，讓髖關節彎曲的股直肌與闊筋膜張肌必須補足「髂腰肌的不足之處」，幫忙讓髖關節彎曲，所以很容易出現骨盆前傾或是腰部反折的問題。

若反過來從「內臟旁肌的角度」來看，一旦我們以膝蓋完全打直的姿勢走路，骨盆就會前傾，此時承受負擔的就是股直肌與闊筋膜張肌，所以這2條肌肉也會變成努力肌，進而出現骨盆前傾與腰部反折的症狀。

換言之，**不管是內臟旁肌還是髂腰肌偷懶，股直肌與闊筋膜張肌都會變成努力肌，也都會造成骨盆前傾或是腰部反折的症狀，腰部的問題也會接踵而來**，當這2條肌肉都變成偷懶肌，腰痛就會愈來愈嚴重。

所以我們不能只想著「刺激某一條肌肉就好」，而是要盡可能從協同肌的觀點想著**「以同時矯正這些肌肉」的姿勢刺激這些肌肉**。

如此一來：

- **偷懶的內膕旁肌就會醒過來與正常運作**

⬅

- **變成努力肌，太過緊繃、收縮與僵硬的闊筋膜張肌與股直肌就會放鬆**

⬅

- **骨盆與腰部會變得舒服，疼痛與麻痺的症狀也能得到改善**

身體就會出現上述的變化。

此外，假設疼痛與麻痺已經得到改善，或是覺得第50頁的內膕旁肌喚醒操已經很熟練，「想進一步刺激肌肉」的話，可試著練習加強負擔的進階版（參考左頁）。

增加負荷的

進階版內膕旁肌喚醒操

覺得第50頁的「內膕旁肌喚醒操」太過輕鬆的讀者可試著練習加強負擔的版本，幫助自己進一步提升肌力。

1

腳尖轉向內側再「握拳」

先坐在椅子上，接著讓骨盆立起來，同時打直背部，然後讓踩在地面的雙腳稍微拉開距離，接著讓左腳腳尖轉向內側，再讓腳趾「握拳」。

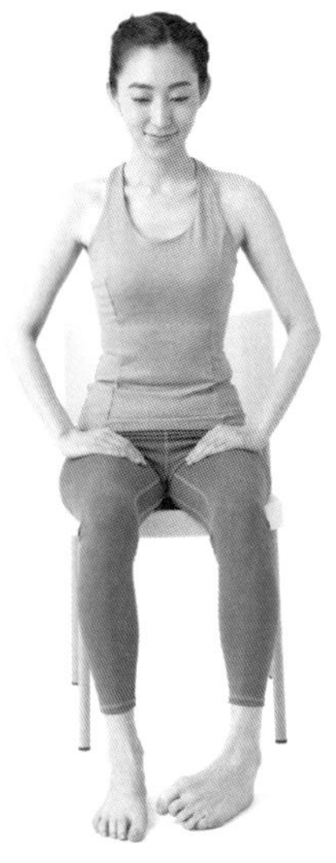

POINT

腳趾一定要在轉向內側之後，維持「握拳」的狀態。

2

讓腳尖朝著椅子下方向上抬

在腳趾「握拳」，背部挺直的狀態下，讓左腳膝蓋往靠近身體的方向彎曲，再維持大腿內側與後側同時出力的狀態10秒。接著左右互換，另一隻腳也以相同的方式訓練。

＊照片為刺激左側肌肉的示範

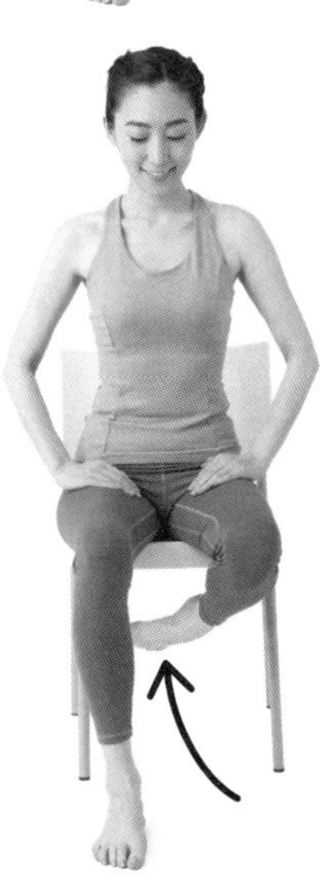

✕NG

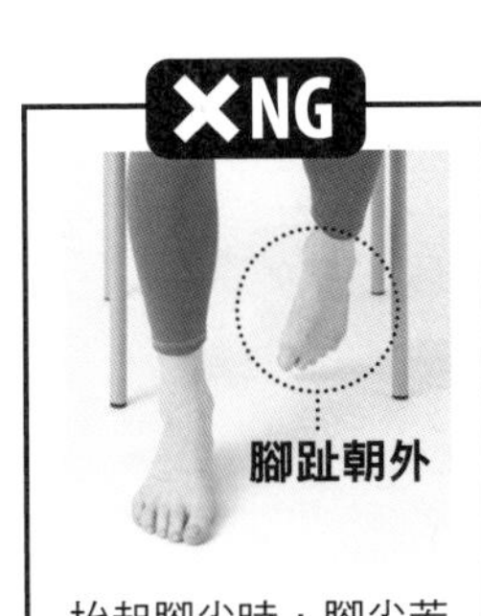

抬起腳尖時，腳尖若未轉向內側，就無法讓內膕旁肌出力。

病例　女性・40多歲・律師

一次見效！當場就不痛了
連續鍛鍊兩週就徹底痊癒！

這位女性從高中的社團活動開始腰痛之後，被腰痛困擾了20幾年。

在這20幾年裡，她曾接受物理治療的低周波治療，水床治療、放鬆治療，也曾在骨科接受牽引治療（在腰部綁上另一端有重物的醫療用品，讓重物拉開腰椎的治療方式）。

不過，這些治療似乎都沒有明顯的效果，就算治療了幾個月，還是得常常去物理治療診所或是醫院接受治療。

諷刺的是，她雖然不是為了改善腰痛而去美容沙龍，但是當她在美容沙龍接受骨盆矯正的服務時，「腰痛反而明顯改善」。

不過，當她試著練習偷懶肌喚醒操，沒想到「腰痛當下就消失」了。她在當下的說法是「瞬間就不痛了」。

之後她也持續練習偷懶肌喚醒操，但只要稍微不做，當天就還是會出現腰痛。這代表偷懶肌喚醒操的確能夠改善腰痛。

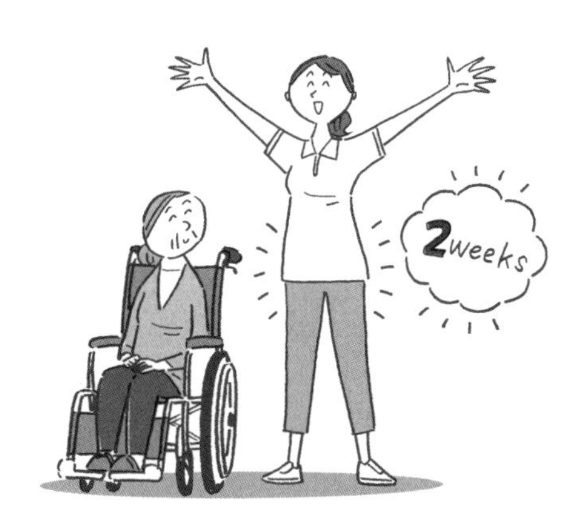

脛後肌偷懶會造成腰部反折與腰痛

「脛後肌」是位於脛骨內側的肌肉，主要是從脛骨上方經過小腿肚最深層的內側，再從內側支撐腳踝。

這條肌肉會在**腳踝往內側下方旋轉（內翻）以及腳踝打直（蹠屈）時運作**。

一旦脛後肌變成偷懶肌，腳踝內翻時，「脛後肌偷懶的工作」由「脛前肌」彌補；腳踝蹠屈時，則由「腓骨肌」彌補（參考114頁）。

換言之，**這些肌肉會因此過勞，變成僵硬的努力肌**（參考左頁的示意圖）。

此時腳踝到腳尖這一帶會很容易往外翻，**導致整隻腳的外側肌肉變得過勞**。

最具代表性的腳部外側肌肉便是本章不斷提及的「闊筋膜張肌」。

這意味著，當脛後肌這條離腰部很遠的肌肉偷懶，會讓闊筋膜張肌變成努力肌，進而造成骨盆前傾、腰部反折與腰痛這些症狀。

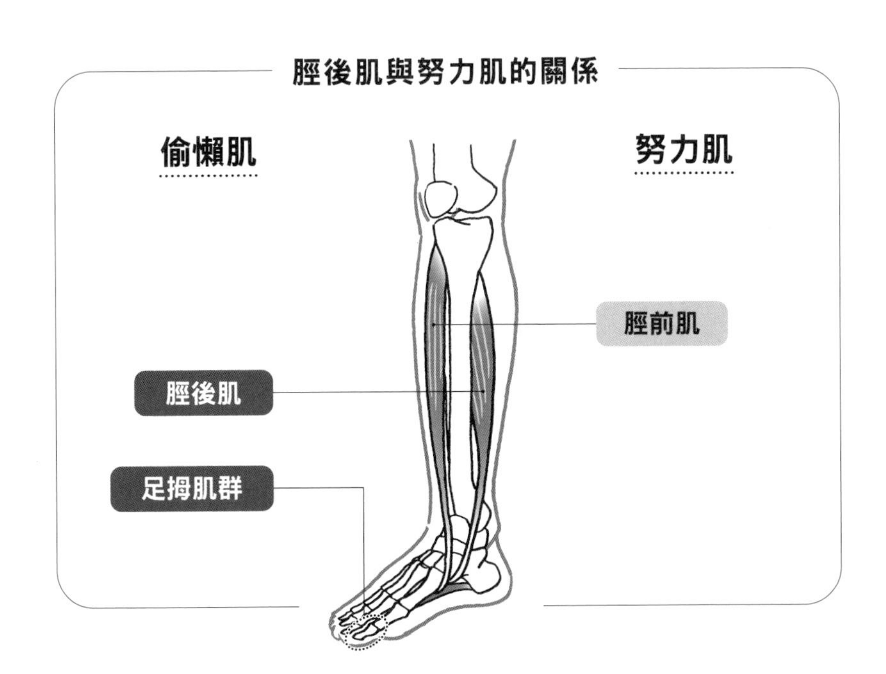

也要注意與脛後肌息息相關的足拇肌群

當脛後肌變成偷懶肌，另一套不同於前述對「腰部造成不良影響」的機制也會跟著啟動。

脛後肌最下方的部分，也就是腳踝骨的正上方有一塊「舟狀骨」，主要的功能是**由下往上撐起足弓（內側縱足弓），讓足弓得以往上抬**。所以當脛後肌變成偷懶肌，前一節說明的腓骨肌就會緊繃、收縮與僵硬，舟狀骨也會往下沉，導致足弓往下移，**也就容易有扁平足的問題**。

所謂的扁平足就是「足弓的弧度不足」，當足弓的弧度不足，站立時，髖關節到腳底（地面）的距離會縮短，大腿骨的最上方「股骨頭」的位置就會往下移。

一旦足弓的弧度不夠，身體的重心就會落在腳拇趾（內側），大腿骨容易往內旋，而大腿其他骨頭、大腿骨最上方的「股骨頭」也將跟著內旋，髖關節的骨盆也會進而包住股骨頭。

所以**骨盆就會往前傾斜**。

讀到這裡，想必大家已經知道我要講什麼了。

骨盆前傾會造成「腰部反折」、「腰椎平衡崩壞（骨頭排列不正）」、「腰痛惡化」這類問題。

若要解決腰痛，就絕對不能忽略離腰部有些距離的脛後肌。

第一步請先實踐第52頁介紹的脛後肌喚醒操，解決疼痛與麻痺的問題，如果「覺得不夠」，再實踐增加負荷的進階版喚醒操（參考左頁說明）。

此外，當脛後肌變成偷懶肌，腳拇趾根部附近的肌肉（足拇肌群）會開始衰弱，**足拇肌群有可能變成「隱性偷懶肌」，所以建議各位利用第40頁的自我檢測❸確認足拇肌群的狀態**。

如果肌力變弱，請實踐強化拇趾球肌力與靈活度的喚醒操（參考第54頁說明）。

增加負荷的

進階版脛後肌喚醒操

如果覺得第52頁的「脛後肌喚醒操」太輕鬆，可試著實踐這裡介紹的進階版增加訓練的負荷，一定能有效提升肌力。

1

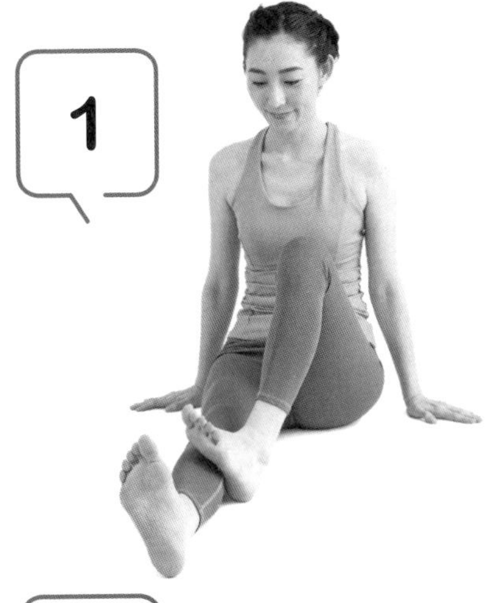

坐在地板上，單腳伸直，讓小腿肚與另一隻腳的腳踝貼在地板

先坐在地上，讓骨盆立起來與打直背部，接著讓雙手撐在身體後面的地板，撐住上半身的重量。讓右腳往前伸直後，讓左腳的膝蓋彎起來，再讓腳踝貼在右腳的小腿肚，然後讓腳底轉向內側，再讓腳尖往天花板抬起。

2

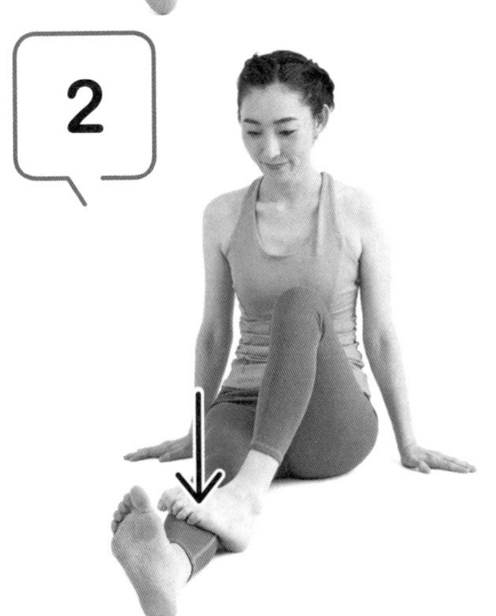

＊照片為刺激左側肌肉的示範

在腳踝維持不動的狀態下，讓腳尖盡可能往內側傾倒

在腳踝維持不同的情況下，讓左腳腳踝往前伸直，再讓腳尖盡可能往右腳的方向傾倒，讓脛骨與小腿肚的內側持續出力10秒。左右互換，另一隻腳也進行相同的訓練。

POINT

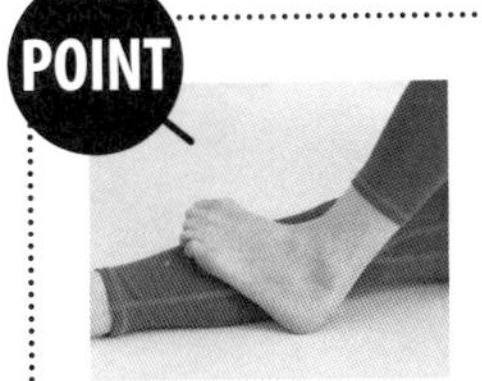

左腳腳踝貼在地板與右腳的小腿肚之後，用左腳的足弓往下用力壓右腳脛骨。

病例❸ 女性・70多歲・舞蹈老師

手術後反而惡化的腰痛居然1個月就消失了！身體軀幹也變得更穩定！

偷懶肌喚醒操是**每個人都能輕鬆實踐，讓變弱的腰部肌肉矯正成「理想狀態」的方法**，不管幾歲，都能透過這套方法改善腰痛。

這位女性可說是最佳範例。

被醫師診斷出脊椎狹窄症與椎間盤突出這2種症狀的這位女性，只花了1個多月的時間就明顯改善了症狀。

這位女性**在50幾年前，生下第1個小孩之後就開始腰痛，35年前則被診斷出椎間盤突出。**

接著又在4年前被醫師宣告脊椎狹窄症，也因此接受了手術。

儘管做了這麼多努力，腰痛不僅沒消失，甚至還惡化。

這位女性一直以來都是透過舞蹈（以下半身為主軸的鄉村排舞）緩解腰痛，但是從1年前開始因為新冠疫情而無法繼續跳舞。他懷疑向我表達懷疑這正是惡化的原因。

正在這個時候，她找到了我過去寫的書，也開始實踐偷懶肌喚醒操。

沒想到身體出現了令人又驚又喜的變化，她的腰部與「身體軀幹」托偷懶肌喚醒操鍛鍊的福，變得更穩定。

一如這位女性所述，**能刺激身體深處的深層肌肉的偷懶肌喚醒操的確能強化身體軀幹的肌肉**。

老實說，「只訓練核心肌群」的重訓往往無法有效強化身體軀幹，不管再怎麼訓練，只要身體有某個區塊是偷懶肌，周邊的肌被迫成為努力肌彌補空缺，也就無法強化需要強化的核心肌群與關節。

偷懶肌喚醒操可說是能強化這類肌群的課程。

這位女性開心地告訴我「腰痛真的解決了！」而且也能「再次踏著輕盈的步伐跳舞」。

「一彎腰就痛的類型」需要調整骨盆後側

第 4 章

當多裂肌變成偷懶肌，骨盆就會立刻後傾，腰部也會往後凸

因為「腰部後凸」而腰痛的人通常都有「多裂肌、腹橫肌」、「內轉肌」、「腓骨肌」變成偷懶肌的問題。

因此，讓我們進一步介紹這些偷懶肌與腰痛的關係，以及重點刺激這些偷懶肌的方法。

首先介紹的是多裂肌與腹橫肌。

多裂肌與腹橫肌就整體來看，算是「不同的肌肉」，但就功能來看，卻是**「一定會同時運作的肌肉」，所以必須將這2條肌肉視為同一組肌肉。**

這也是為什麼前面標題並稱為「多裂肌、腹橫肌」。

不過，這2條肌肉從變成偷懶肌到出現症狀的過程不同，所以接下來要為大家依序說明這2條肌肉。

多裂肌是位於脊椎後方左右兩側的肌肉，主要功能在於鞏固組成脊椎的每一塊骨頭（椎骨），以及讓腰部與上半身往後反折。

換言之，**它也是於身體最深處的後**

多裂肌、腹橫肌與努力肌的相關性

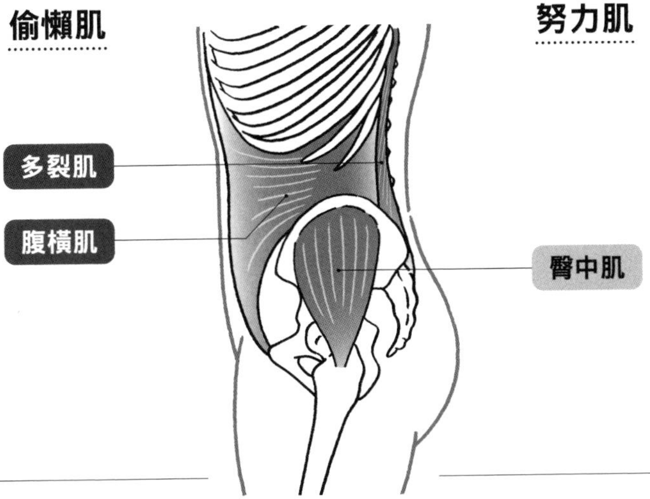

側支撐腰部的深層肌肉（Inner muscle）。

所以當多裂肌變成偷懶肌，**於身體最深處的前側支撐腰部的髂腰肌就得多出力，髂腰肌也會因此慢慢變得緊繃與僵硬**。

雖然前面已經介紹過髂腰肌，但這裡要再多介紹一點。

髂腰肌是由「大腰肌」、「小腰肌」與「髂肌」組成（參考第67頁說明），大腰肌會從脊椎的腰部（腰椎）延伸至左右兩側的髖關節根部上緣，小腰肌則是從大腰肌分出來的肌肉，主要的功能是輔助大腰肌，至於髂腰肌則是從骨盆內側延伸至左右兩側的髖關節根部。

由於是以這種方式「延伸」，所以只要這些肌肉出力，就能讓「髖關節彎曲，讓大腿往上抬（屈曲）」。

不過，**當這些肌肉過勞，一直是緊繃、收縮與僵硬的狀態，而且髂腰肌也是與腰椎直接相連的肌肉，所以只要「髖關節屈曲，骨盆就會自然往後傾（骨盆股骨節律pelvic femoral rhythm）」，腰部也會跟著後凸**。

如此一來，腰椎的後凸弧度就會變成**「接近垂直的狀態（搖擺背，sway back）」，腰痛也會愈來愈嚴重**。

當多裂肌偷懶，**內膕旁肌也會承受多餘的負擔**。

前面介紹的內膕旁肌其主要功能在於讓髖關節往後延伸（伸展），所以，一旦內膕旁肌一直維持緊繃、收縮且僵硬的狀態，大腿骨就算靜止不動，骨盆也會被內膕旁肌往後拉。

這就是**骨盆後傾的原因之一**。

所以當多裂肌變成偷懶肌，就會出現「一彎腰就痛」的腰痛問題。

腹橫肌偷懶，骨盆就會更加失衡

腹橫肌是大面積包覆腹部最深處左右兩側的深層肌肉（Inner muscle），在穩定腰部與軀幹的肌肉之中，扮演特別重要的角色，除了從**「身體最深處的側邊」支撐腰部，也與呼吸機能有關**。

前一節介紹多裂肌的時候，是從「前後的觀點」（從側邊看過去的角度）介紹，而這節將以「左右的觀點」（從正面看過去的角度）介紹腹橫肌。

腹橫肌握有「維持骨盆左右兩側保持水平角度」的關鍵。

以步行時腹橫肌的運動方式為例進行詳細說明。

「走路」這個動作其實是連續性的「單腳站立」，那麼當我們單腳站立時，為什麼身體不會往左邊或右邊倒，骨盆也能保持平衡呢？

讓我們試著從槓桿的角度觀察單腳站立的瞬間吧。

如此一來就會發現，當我們只以右腳站立時，髖關節就會成為所謂的「支點」，體重就會壓在槓桿的

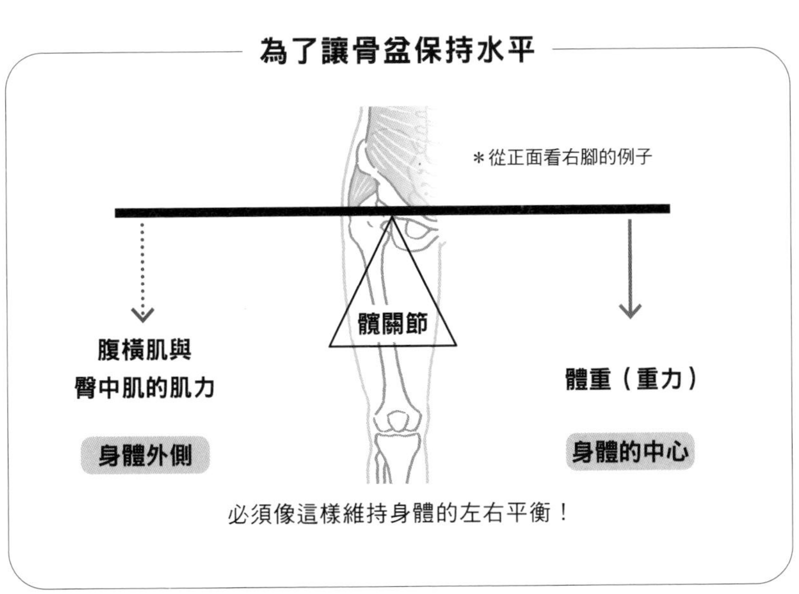

另一側，也就是身體的中心（脊椎）（參考下圖）。

為了讓這個槓桿保持水平，槓桿的另一側，也就是身體的外側肌肉必須輸出能夠拉住體重的力量，否則身體就會失衡。

負責拉住體重的正是腹橫肌。一直以來，腹橫肌都與位於骨盆左右兩側的「臀中肌」一起負責如此吃力的工作。

許多想要減重的人或是代謝症候群的患者，都只看到**腹橫肌扮演著「讓肚子往內縮」的角色，但它所負責的連接上半身與骨盆、將肋骨往下拉，以及將骨盆往上提的角色也不可忽視**。

這是因此當腹橫肌變成偷懶肌，就只剩下臀中肌負責前述那些吃力的工作了。

受到牽連的臀中肌當然會因此用力收縮變得緊繃、僵硬，成為努力肌。

由此可知，**當腹橫肌變成偷懶肌，腰部、臀部、髖關節的側面就會出現緊繃、僵硬的感覺，甚至會覺得隱隱作痛**。

話說回來，不管臀中肌多麼努力，最後還是會累壞，所以走路的姿勢就會走樣。如果以剛剛的槓桿比喻，那就是肌力不足以拉住體重（重力），左右兩側難以保持平衡。

如此一來，就會以「臀部左右擺動的姿勢」走路，體重也會落在小拇趾（腳的外側），位於膝蓋外側的股外側肌（股四頭肌中最外側的肌肉，參考107頁的圖）就會過勞。

久而久之，就會變成**膝蓋向外彎曲的姿勢，也就是所謂的外八或是O型腿**。

眾所皆知，這種走路方式會對腰部造成「多餘的負擔」。

同時刺激多裂肌與腹橫肌，自行改善疼痛與麻痺的問題

在經過「腹橫肌變成偷懶肌⬇臀中肌變成努力肌」這個過程之後，就很容易出現坐骨神經痛的症狀。

當臀中肌變得僵硬，就會壓迫連接腳部的大型神經系統（薦神經叢）之中的臀上神經（參考左圖）。

一如第70頁所述，常見的**坐骨神經痛源自梨狀肌壓迫坐骨神經**，而從坐骨神經的路徑來看，就算臀中肌變成偷懶肌，也不會對坐骨神經造成直接的影響。

不過，一旦臀上神經被臀中肌壓迫，同屬相同神經叢的坐骨神經也會連帶受到不良影響，所以**腰部、臀部到腳部才會出現疼痛或是麻痺這類相關症狀**。

由於腰部的腹橫肌變成偷懶肌，所以臀中肌只得成為努力肌。而過度緊繃與僵硬的臀中肌也會開始疼痛。

變成努力肌的臀中肌會壓迫神經，所以疼痛與麻痺也會加劇，並導致原本的不適感更甚。

與腰痛、麻痺有關的神經

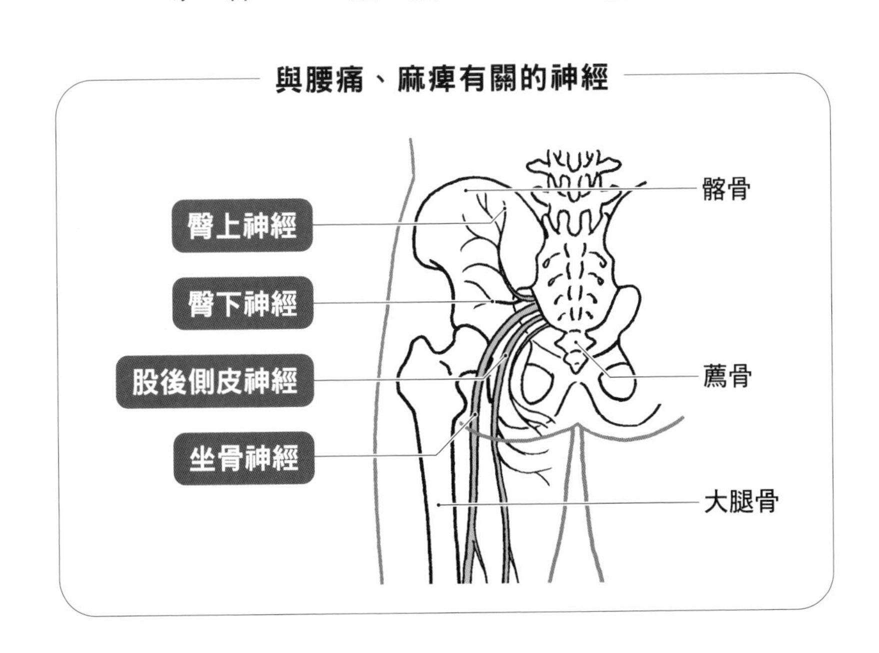

以往不太會提到肌肉「偷懶」或是太過「努力」而導致腰痛與麻痺，因此以過去的治療方式治療，難以解決疼痛或麻痺的問題。

不過，只要實踐偷懶肌喚醒操，就能自行從根本解決問題，讓纏人的疼痛或麻痺消失。

實踐第56頁的**多裂肌與腹橫肌喚醒操**，解決疼痛與麻痺的人，或是已經習慣第2章介紹的喚醒操的人，不妨試試負荷較重的進階版（參考左頁），讓多裂肌與腹橫肌變得更強韌有力。

增加負荷的

進階版多裂肌與腹橫肌的喚醒操

如果覺得第56頁的「多裂肌、腹橫肌喚醒操」變得比較輕鬆，可試著實踐這個增加負荷的進階版，一定能有效提昇肌力。

1 先側躺，再讓掌心朝上

先向右側躺，挺胸，再讓左手臂伸直，以及掌心朝上。雙腳膝蓋伸直，再讓左腳的腳尖往下。

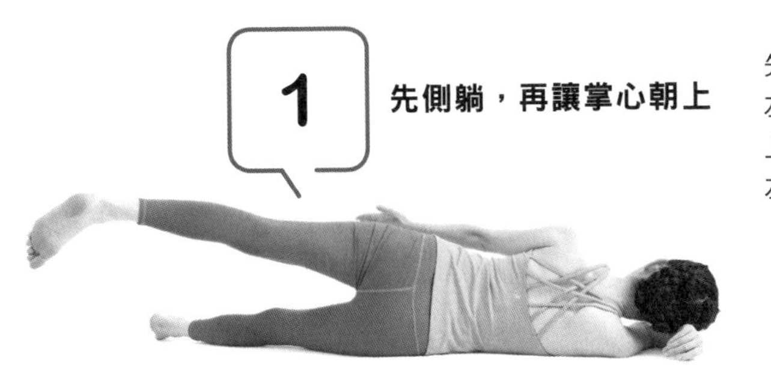

2 讓腳與上半身往上抬，藉此收縮側腰

在左腳腳尖往下的狀態下，讓左腳往左後方盡可能抬起，再讓上半身往正上方抬起。維持側腰、腹部側面與腰部外側用力的狀態10秒。左右互換，進行相同的訓練。

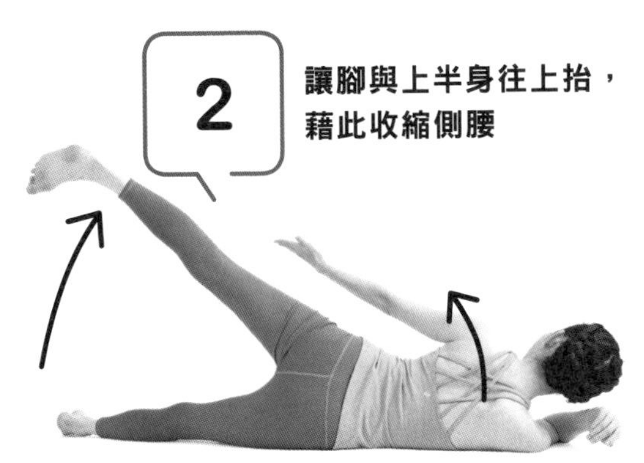

＊照片為刺激左側肌肉的示範

POINT

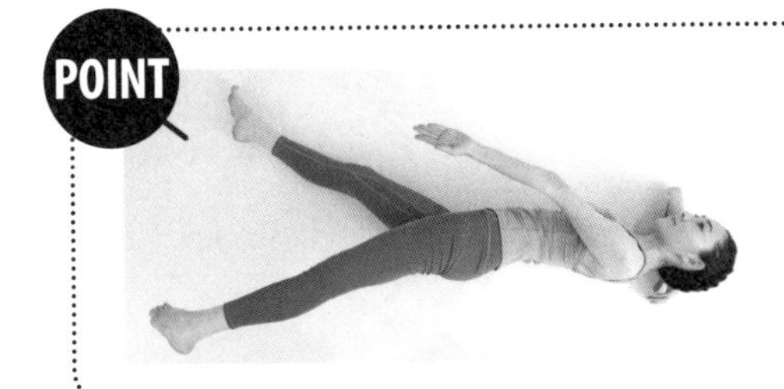

在「雙腳膝蓋打直」以及「上方腳尖朝下」的狀態下抬腳時，從正上方俯瞰的話，整個人會因為雙腳一前一後而呈現「人」這個形狀。

病例❹　男性・60多歲・經營物理治療診所

忘記「因為牽引治療而惡化的腰痛」以及「重訓也治不好的腰痛」，整個人變得行動自如

一而再、再而三閃到腰之後，腰痛就變成揮之不去的老毛病——不少人都有類似的經驗吧。

這位男性也是其中1例，一直以來都有腰部後凸類型的腰痛。

據他所說，第1次閃到腰大概是在20年前。從那之後，**就時不時閃到腰，最後被骨科診斷為「椎間盤突出」，也接受了相關的治療**，可惜症狀一直沒有消失，而且還在接受牽引治療（透過物理原理硬將腰椎拉開的治療方式）之後，腰痛變得更劇烈。

即使每天做100次腹肌與背肌的訓練，但是腰痛還是老樣子。

「長時間蹲著或坐著」、「長時間走路」、「打籃球」都會讓他很不舒服，腰部與髖關節都會痛得受不了。

情況嚴重的時候，連去剪頭髮坐著都會痛出一身冷汗。

能解決這種「嚴重腰痛」的方法正是偷懶肌喚醒操。偷懶肌喚醒操讓他徹底擺脫了慢性腰痛，也總算能夠「忘了腰痛」，自由自在地活動。

提到雖然很罕見，但只要突然覺得腰不太舒服，只需要做做**「多裂肌、腹橫肌喚醒操」（參考第56頁）與「髂腰肌喚醒操」（參考第48頁），腰痛就會消失**，一樣能舒服地度過一整天。

內轉肌偷懶，走路就會變成「外八」

內轉肌是由內收大肌、內收長肌、內收短肌、股薄肌、恥骨肌的肌肉所組成的肌群，是從骨盆左右兩側的下緣（坐骨、恥骨）穿過左右兩側大腿內側，再延伸至大腿骨頭（股頭）的肌肉，分佈範圍相當廣泛。

主要的功能在於**讓髖關節往內轉（讓腳往內側靠攏）以及讓髖關節延展（讓腳往後方移動）**。

在此先說明讓髖關節往內轉的部分。

當內轉肌變成偷懶肌，讓腳往內側靠攏的力量變弱。使得腳部尤其是膝蓋附近因而往外張開。

如此一來，體重就會落在小趾（腳的外側），而此時為了避免膝蓋往外張開，**股外側肌（在股四頭肌之中，位於最外側的肌肉）就會因為過勞變成努力肌**。

接著讓我們將注意力放在內轉肌讓髖關節伸展的部分。

當內轉肌變成偷懶肌，就必須利

內轉肌與努力肌的相關性

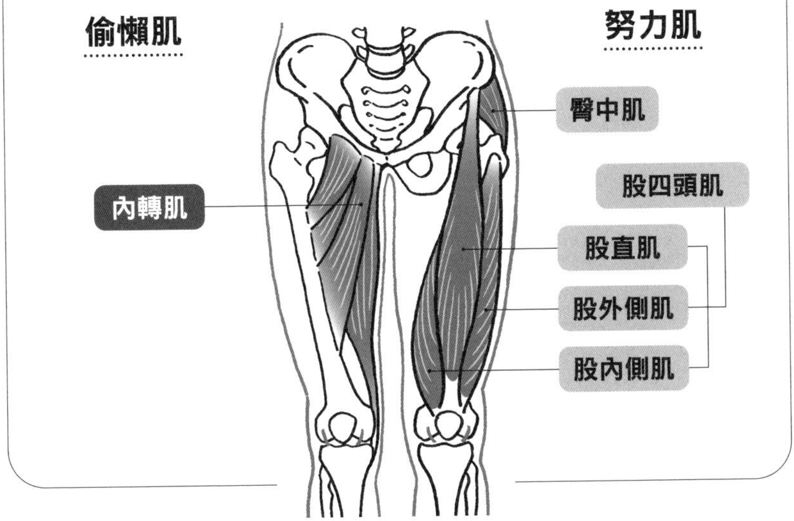

用其他肌肉才能讓髖關節伸展。此時承受負荷的便是與內轉肌一起讓髖關節往後方伸展的內膕旁肌（參考第74頁）。

一旦內膕旁肌為了彌補內轉肌的不足而過勞，變得緊繃、收縮與僵硬，**膝蓋就會變得容易彎曲，因為內膕旁肌也負責彎曲膝蓋**。

更麻煩的是，當內轉肌變成偷懶肌，位於大腿前側肌肉（肌四頭肌）最內側的肌肉「股內側肌」也會變得很不靈活。

這是因為肌內側肌位於內轉肌的末端，就生理機能來看，是一條與內轉肌相似的肌肉。

在打直膝蓋的過程中，股四頭肌的股直肌必須特別用力，股內側肌則是在膝蓋完全打直的時候特別用力。

所以當內轉肌偷懶，除了「內膕旁肌」會如前述變得僵硬，**「股內側肌」也會退**

化，這種「雪上加霜」的情況會讓走路的姿勢變得外八。

如果走路一直外八，骨盆就會左右不平衡，從前後平衡的觀點來看，骨盆也會變得後傾，腰部也會習慣往後凸。

當骨骼排列不正，腰椎、椎間盤以及腰部其他組織都會受損，腰痛也會惡化。

同時刺激多裂肌、腹橫肌與內轉肌，可明顯解決腰痛問題！

讀了前一節的內容之後，大家是不是突然想到了什麼？

其實在介紹腹橫肌的時候，就曾經介紹過相同的機制。

簡言之，內轉肌與腹橫肌算是命運共同體，所以**要矯正骨盆就該同時刺激它們**。

由於內轉肌是平常不太會用到的肌肉，所以常常聽到「要針對內轉肌好好訓練」的說法。

最常見的訓練方式就是「將球夾在膝蓋與地面之間，然後用力壓扁球」。

可是這種方法幾乎無法鍛練內轉肌。

要鍛練內轉肌，就要讓髖關節往後側移動，否則就無法刺激內轉肌。

所以想要重點訓練內轉肌的話，請參考第58頁的內轉肌喚醒操。

如果已經透過內轉肌喚醒操解決疼痛與麻的問題，或是已經太熟悉內轉肌喚醒操，覺得「效果有點不明顯」，可仿照其他的喚醒操，實踐增加肌肉負荷的進階版（參考左頁），就能更有效地解決腰痛。

正如方才所言，在刺激內轉肌的同時，千萬不要忘記用喚醒操喚醒身為命運共同體的腹橫肌。

增加負荷的

進階版內轉肌喚醒操

如果覺得第58頁的「內轉肌喚醒操」變得比較輕鬆，可試著實踐這個增加負荷的進階版，一定能有效提昇肌力。

1

先躺在地上，讓兩腳的膝蓋立起來，再讓單腳的腳尖往內側轉

先躺在地上，讓兩腳的膝蓋立起來，再讓左腳腳尖往內側轉，接著讓腳趾「握拳」，掌心則是朝向臉部。為了方便背肌出力，也可以讓雙手輕輕握拳。

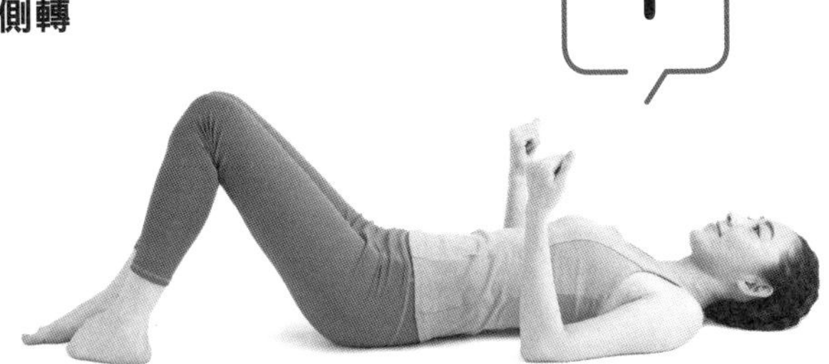

2

讓臀部、腰部與下背部往上抬

在肩膀、手肘與雙腳的位置保持不變的狀態下，以左右兩邊的手肘、雙腳的腳跟為支點，讓臀部、腰部、下背部往上抬，維持大腿內側出力的姿勢10秒。接著左右互換，進行相同的訓練。

＊照片為刺激左側肌肉的示範

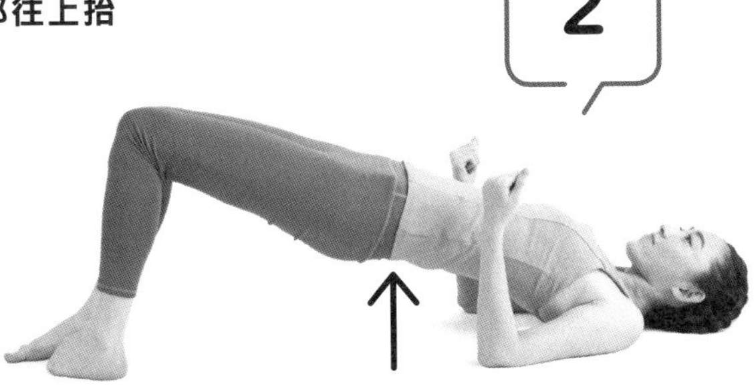

POINT

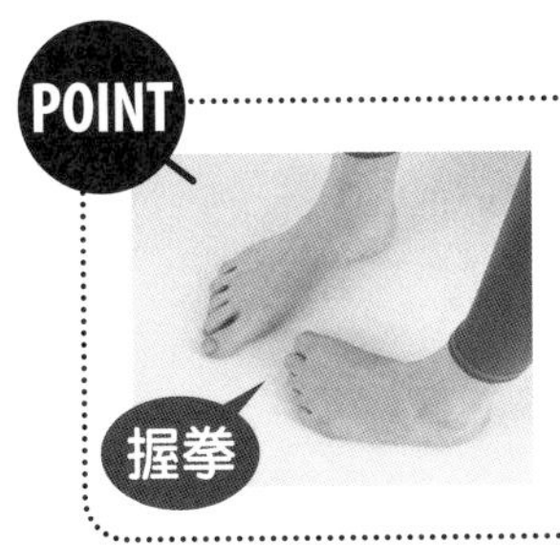

腳尖往內側轉之後再「握拳」。此時要讓腳跟與腳拇趾貼在地上。

病例5 男性・40多歲・食品製造業

讓讀書、工作、睡眠品質都下滑的椎間盤突出的劇痛在兩週內得到明顯的改善！

這位男性在念高中的時候，參加了排球社團，而在某次接球時，突然覺得腰很痛，到了骨科接受MRI的診斷，才發現有「椎間盤突出」的問題。從那之後，**「彎腰」、「從椅子站起來」、「跑步」都會覺得痛，如果打噴嚏的時候太用力，腰更是會痛到不行**。

這些都是椎間盤突出的人常有的症狀。

這種「腰部後凸類型」的腰痛困擾了他

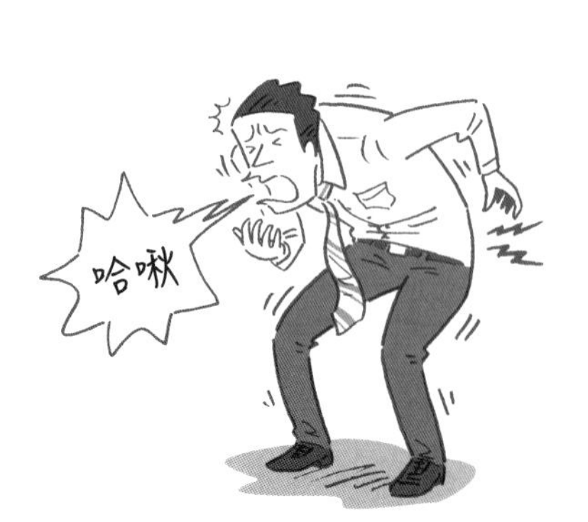

很久，不僅讓他沒辦法專心讀書、工作，甚至睡不好，心情常常很煩燥。

因此他曾接受針炙治療、溫熱療法或是骨科的牽引治療（透過物理原理硬將腰椎拉開的治療方式）、也做過復健或是去專治腰痛的物理治療診所接受治療，但都只是治標不治本，沒辦法從根本解決問題……。

據他所說，他在這個時候發現了我寫的書，也把所有偷懶肌喚醒操做了一輪。**當他早上與晚上各做一次偷懶肌喚醒操，連續做了兩週之後**，他發現自己的身體產生了變化。

一回神，已經變得比較不易疲倦，困擾20幾年的腰痛也好轉了。

當他繼續實踐偷懶肌喚醒操，那些每當季節變換就一定會出現的腰部、背部與脖子的緊繃也都消失了。

他告訴我，多虧偷懶肌喚醒操的幫忙，讓他提昇了生活品質，也能更積極地工作以及參與家事，連睡眠不足的問題也一併解決了。

能夠矯正O型腿與骨盆，以及帶來各種好處的腓骨肌喚醒操

腓骨肌是從脛骨外側的骨頭（腓骨）上方延伸至腳踝，從外側支撐腳踝的肌肉。這條肌會在腳踝往外扭轉（外翻）以及往前伸直（蹠屈）的時候出力，若問什麼是最能代表腓骨肌的動作，那就是**在走路的時候，腳尖一邊朝外，一邊用力蹬向地面的動作**。

其實在做這個動作的時候，膝蓋會往內旋。

不過，當腓骨肌變成偷懶肌，走路的時候腳尖就會往內旋，再用力往地面蹬，換言之，膝蓋到脛骨這一帶沒辦法自然地往內旋，只能往外滑動，久而久之，**就會出**

現O型腿的問題。

此外，一旦腓骨肌偷懶，腳踝外翻與蹠屈的力量就會減弱，其他的肌肉就得為了彌補不足而多出力。

這意味著「伸趾長肌」會為了幫助腳踝外翻而變成努力肌，幫助腳踝蹠屈的脛後肌也會變得緊繃、收縮與僵硬。

一如第84頁所述，脛後肌可讓腳底的足弓往上抬，所以當脛後肌過勞，**足弓就會過高，變成高足弓的症狀**。

腓骨肌與努力肌的相關性

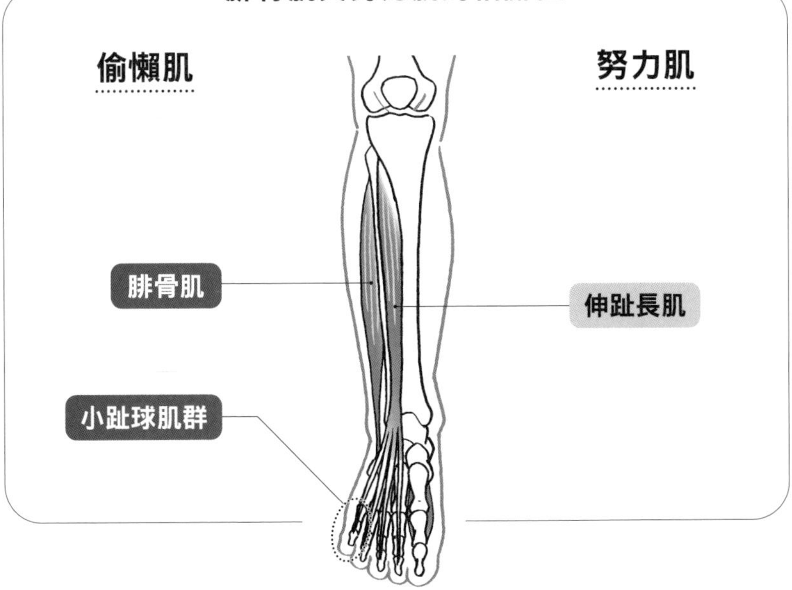

偷懶肌

努力肌

腓骨肌

伸趾長肌

小趾球肌群

一旦出現高足弓的症狀，光是「足弓變高」，體重會壓在腳的小趾（外側）上，脛骨與大腿骨都會往外扭轉，大腿骨上方（股骨頭）就會往前偏，如此一來，大腿骨與骨盆的嵌合就會太淺，**骨盆也容易往後傾，連帶著腰部也會習慣後凸**。

這些都會對腰部造成多餘的負擔，也會誘發腰痛或是讓腰痛惡化。

不過，只要實踐腓骨肌喚醒操，就能讓僵硬的後脛肌或是變成努力肌的伸趾長肌放鬆，**也就能矯正O型腿，改善高足弓，還能讓骨盆與腰椎的骨頭正確排列**。

所以請大家先實踐第60頁介紹的腓骨肌喚醒操，如果疼痛與麻痺得到改善，又或者已經太熟悉這套方法，覺得效果有點不足的話，不妨試試負荷較重的進階版（參考左頁）。

此外，腓骨肌與小趾球肌群的相關性非常高，所以請先透過**第40頁介紹的自我檢測③，確認小趾球肌群是否變成「隱性偷懶肌」**。

如果腳踝很難往外扭轉，也可以試著實踐小趾球喚醒操（參考第62頁）。

增加負荷的

增加負荷的進階版腓骨肌喚醒操

如果覺得第 60 頁的「腓骨肌喚醒操」變得比較輕鬆，可試著實踐這個增加負荷的進階版，一定能有效提昇肌力。

1

先坐在地上，
讓單邊膝蓋往內立起來，
再讓腳尖往上抬

先坐在地上，讓骨盆立起來，再打直背部，然後讓雙手撐在後面，撐住上半身的重量。讓左腳膝蓋立起來，再稍微往內側偏，然後讓腳尖往外側抬起來。右腳放輕鬆就好。

2

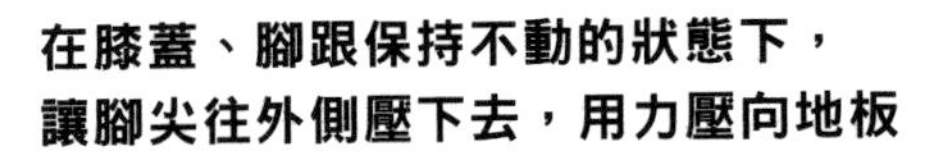

在膝蓋、腳跟保持不動的狀態下，
讓腳尖往外側壓下去，用力壓向地板

在膝蓋、腳跟保持不動的狀態下，讓抬起來的左腳腳尖往外側壓下，再以拇趾的內側用力壓向地板，以及讓脛骨的外側用力。維持 10 秒後換腳，進行相同的訓練。

＊照片為刺激左側肌肉的示範

POINT

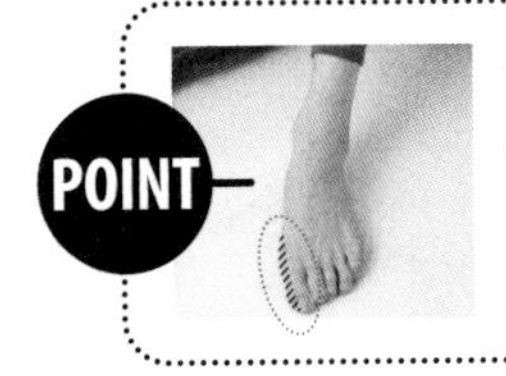

可讓腳尖輕輕「握拳」，然後利用斜線的部分用力壓向地板，避免拇趾外翻。當拇趾落在從脛骨延伸出來的直線上，就能讓腓骨肌自然出力。

病例❻ 女性・50多歲・上班族

解決長時間辦公後的腰痛與腳部麻痺，也改善了O型腿

對於長年為腰痛所苦的這位女性來說，最痛苦的狀況莫過於長期間坐著工作。

據她所述，**只要一直坐著工作，腰部就會變得僵硬、疼痛，睡覺時，也會覺得腳麻麻的以及很疲勞**。

當這樣的症狀一再出現後，她發現自己的「坐姿」有問題，她總是習慣讓骨盆往後傾，以及讓腰部往後凸。

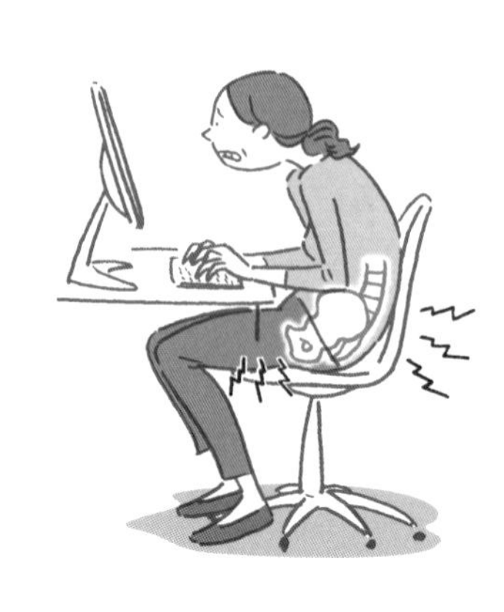

當她知道上述的症狀有可能是因為偷懶肌造成的，便立刻開始實踐偷懶肌喚醒操。

當她試著實踐一次後，立刻覺得「這樣好舒服」。

之後她便每天做偷懶肌喚醒操，結果不只腰部變得舒服，全身也變得更加協調。

就算跟以前一樣，一直坐著工作，腰部也不會疼起來或是變得僵硬，還是能維持很輕盈的感覺。**腰也不再麻麻的，也不會很疲倦**。

近年來，她似乎開始有O型腿的毛病，兩腳膝蓋的距離已有10公分左右。但是當她開始實踐偷懶肌喚醒操，雙腳就變直，兩腳的膝蓋也能緊緊貼在一起。

這位女性告訴我「本來只是為了解決腰痛才實踐偷懶肌喚醒操，沒想到還順便解決了O型腿的煩惱」，而我也收到了不少這類意見。

解答疑問！
讓偷懶肌喚醒操
發揮最大效果的Q&A

第5章

Q

在實踐偷懶肌喚醒操的時候，肌肉好像快要抽筋了！該怎麼解決這個問題呢？

A

如果小腿肚或是其他快要抽筋的肌肉是偷懶肌，請繼續實踐下去。

實踐偷懶肌喚醒術時小腿肚或是其他肌肉抽筋，主要分成下列2種情況。

❶ 正在刺激之前一直在偷懶的偷懶肌，所以才會出現抽筋的反應。

❷ 有可能是「努力肌」正在用力收縮。這代表累壞的努力肌正在發出求救訊號。

如果情況是❶，就完全不用擔心。

說得更正確一點，就是因為你正確地刺激了偷懶肌，偷懶肌才有反應，所以這代表「偷懶肌喚醒操做對了」，建議大家這時候可間歇地休息，再繼續實踐。

不過，如果是❷的情況，就有必要檢視自己的姿勢。**努力肌快要抽筋代表偷懶肌喚醒操沒做對**，所以害本來就很辛苦的努力肌變得更辛苦，變得更緊繃與僵硬。

如果姿勢正確，但還是快要抽筋，代表除了原本要刺激的偷懶肌之外，其他的偷懶肌也受到刺激。建議各位這時候做別的偷懶肌喚醒操，別太勉強自己，也不要做負荷較高的進階版。隨著肌力愈來愈平衡，往後也就就愈來愈不會抽筋了。

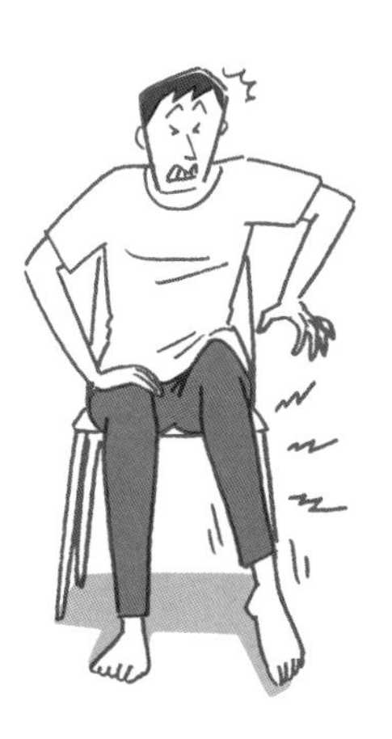

Q

在實踐偷懶肌喚醒操的時候，不知道自己是否做對了。要做對有什麼祕訣嗎？

A

盡可能注意左右兩側的疼痛與麻痺有沒有「落差」。

在矯正骨盆、腰椎或是鍛練腰部肌力時，最重要的就是「維持左右平衡」，只要左右兩側能夠維持平衡，除了不會再覺得疼痛，關節也會變得更靈活，可活動範圍也會變得更大。

所以在實踐偷懶肌喚醒操的時候，要注意「身體前後左右的平衡是否產生變化」。**具體來說，就是確認左右兩側的疼痛與麻痺是否出現落差**。

比方說，覺得腰部右側比較痛的人，可在實踐偷懶肌喚醒操的時候盡可能縮小「左右兩側的疼痛程度」。

如果遲遲無法縮小兩側的差距，很有可能是因為偷懶肌喚醒操沒做對，請務必確認一下自己的姿勢，盡可能找到正確的方式。

要注意的是，如果在實踐偷懶肌喚醒操的時候感到疼痛難耐，請不要再繼續做下去。忍痛實踐偷懶肌喚醒操有可能會讓症狀惡化。

做的時候會痛的偷懶肌喚醒操可以調整一下身體的角度或是減少次數，千萬不要硬是繼續做。如果怎麼調整都會痛，就放棄這項偷懶肌喚醒操，改做其他種類吧！

如果疼痛的原因是外傷也一樣，請改做其他種類。

Q

只需要根據「腰痛的種類」實踐適當的偷懶肌喚醒操就夠了？

A

有可能會出現「偷懶肌逆轉現象」，所以要根據自我檢測的結果實踐適當的偷懶肌喚醒操。

一個關節通常是由2條肌肉支撐，**只要這2條肌肉之中的其中一條因為日常的動作、姿勢有問題，或是受到年紀的影響，就會變成偷懶肌**。

以腰部、髖關節為例，最容易變成偷懶肌的是從前方支撐的髂腰肌與從後方支撐的多裂肌、腹橫肌。

以「腰部反折」類型的腰痛為例，主要是讓身體（關節）往後凸的肌肉（屈肌群）偷懶，所以腰部會更容易反折。反之，如果是「腰部後凸類型」的腰痛，則是讓身體（關節）伸展的肌肉（伸肌群）偷懶，所以腰部才會後凸。

因此，根據腰痛類型刺激對應的肌肉固然重要，但這樣還不夠。只刺激肌力較弱的肌群，只會讓這個肌群變強，另一側的肌力還是沒有增強。這是因為輪流從「支撐關節的2條肌肉」的觀點來看，一邊的肌肉變強，等於另一邊的肌肉變弱，而這就是所謂的「偷懶肌逆轉現象」。

此外，如果**只讓某一邊肌肉的肌力變強，也無法改善關節的機能，甚至有可能讓關節的狀況變得更糟糕**，所以腰痛當然會越拖越久。

所以請大家在了解自己的腰痛類型之後，對應的偷懶肌喚醒操可以多做幾次，而其他的偷懶肌喚醒操則可以視情況正常地實踐。

Q

「增加負荷」的進階版似乎更有效果，請問可以直接從進階版開始嗎？

A

請先從第2章介紹的「一般版」開始。

照理說，正在閱讀本書的讀者應該都有腰痛的問題，**之所以會有腰痛，全是因為腰部周遭的肌肉無法正常運作，肌力大幅衰退所造成**。而且之前若是不知道腰部周圍有所謂的偷懶肌，恐怕這些肌肉已經偷懶很久了。

所以請大家先讓這些「沉睡的肌肉」、「變弱的肌肉」承受輕一點的負擔，讓它們**「先醒過來」，這也是第2章介紹的偷懶肌喚醒操的目的**。

第2章介紹的偷懶肌喚醒操是為了有效提升腰部肌肉肌力所設計，所以能針對造成腰痛的偷懶肌給予最適當的刺激，而且能夠安全、有效地改善與解決腰痛。

至於第3章、第4章介紹的「增加負荷的進階版」顧名思義，會讓肌肉承受更多負擔，比較像是為了「鍛練」偷懶肌而設計的偷懶肌喚醒操。

之前從來沒關心過偷懶肌的讀者若是從進階版開始，有可能會覺得很痛，或是根本無法正確實踐。

如此一來，也無法真的改善與解決腰痛的問題。

所以建議大家先從第2章的「一般版」開始，等到疼痛與麻痺的症狀消失了，偷懶肌也醒過來了，肌力也漸漸增強了，再試著實踐增加負荷的進階版。

Q

過去明明動過手術，但腰痛還是復發。這種情況也能實踐偷懶肌喚醒操嗎？

A

沒問題。腰痛與努力肌、偷懶肌有關，所以請務必實踐看看！

解決腰痛的手術有很多種。

以椎間盤突出的手術為例，就是先切開皮膚，切除突出的椎間盤（椎間盤切除手術、內視鏡髓核摘取術、內固定手術），或是在患部刺針，減少神經壓迫的方法

（電射椎間盤減壓手術）。

脊椎狹窄症的手術也有很多種，例如切除壓迫神經的組織（減壓術）或是拓寬變窄的神經通道（脊椎融合手術）。

接受這些手術若能解決腰痛，那當然是再好不過的事。

不過，許多接受手術的病患也都反應**「還是會痛、會麻痺」**或是**「腰痛過沒多久就復發」**。

照理說，接受手術之後，「神經應該就不會再被壓迫」，所以此時的腰痛與麻痺與**「腰部周遭的肌肉」有關**。

接受手術之後，肌肉會被切除，肌力也會下滑，此時會有肌肉因此變成努力肌，所以**才會出現肌筋膜疼痛症**。

而且有肌肉變成努力肌，就有肌肉會變成偷懶肌。

所以若想在接受手術之後，徹底解決這些問題，最好試著實踐偷懶肌喚醒操。

Q

什麼時候實踐偷懶肌喚醒操最有效果？

A

在早上或是晚上實踐最為理想，但效果差不多，不太需要執著於實踐的時間點。

基本上，可在任何時間實踐偷懶肌喚醒操。

效果不會因為時間不同而打折。與其為了定時實踐而感到壓力、錯過時間乾脆不做，不如**「在方便的時間實踐」**。

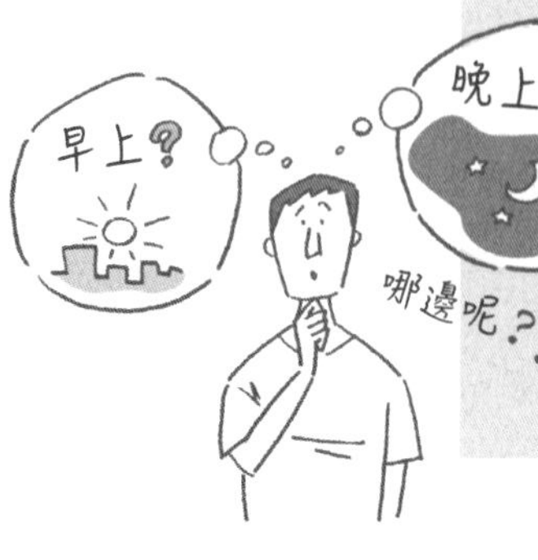

而在早上實踐可讓腰部、髖關節、膝蓋、腳踝的可活動範圍更大，一整天都維持穩定的狀態，若是在晚上實踐，可緩解關節、肌肉整天受到的傷害。

如果您「在特定時間實踐比較容易持之以恆」，請務必參考這部分的說明。

Q

醫師跟我說「不知道腰痛的病灶在哪裡」，這讓我好不安。請問這種情況也能實踐偷懶肌喚醒操嗎？

A

偷懶肌喚醒操能解決「從檢查畫面找不出原因的腰痛」，所以請務必實踐看看在過去，大約有85％的腰痛屬於「原因不明的腰痛」（非特定症狀的腰痛）。近年來，許多醫師呼籲要改掉這個觀念，但是骨科進行的X光片檢查或是電腦斷層檢查，的確很難找出腰痛的原因。

其實上述檢查的結果與實踐出現的腰痛不一致的情況很常見。

比方說，從X光片發現「椎間盤突出，神經受到壓迫」，但當事人可能不怎麼覺得痛，有時候情況則剛好相反，明明椎間盤沒有突出，當事人卻痛到不行。

請特別注意，**X光檢查或是電腦斷層幾乎無法檢查出肌肉、肌腱與韌帶的毛病**。

前面已經提過，腰痛會從肌筋膜疼痛症開始。由於這種腰痛是肌肉出毛病所造成，所以努力肌太過緊繃、僵硬、發炎，或是周遭的肌腱、韌帶拉得太緊，都無法透過上述的檢查得知。

就算動手術去除從上述檢查得知的病灶，如果不解決肌肉的毛病，就會因為肌肉過勞而出現更明顯的腰痛。

這部分可透過第2章介紹的自我檢查找出**努力肌、偷懶肌這些肌肉的毛病，也能確認腰椎與骨盆的狀態**。所以請大家根據自我檢測的結果實踐。

Q

讓偷懶的肌肉醒過來除了可以解決腰痛，還有什麼好處呢？

A

好處很多，例如可以促進健康，讓人變得容光煥發，也能強化專注力或毅力前面提過，讓偷懶肌醒過來有很多好處。除了可改善與解決腰痛之外，還可以促進健康，讓人變得容光煥發，也能強化專注力或毅力。

比方說，刺激髂腰肌、多裂肌與腹橫肌可讓**腹部與背部的線條變得更俐落**。刺激內膕旁肌或是內轉肌則可讓**大腿變得更緊實，讓人擁有一雙美腿**。

當這些肌肉變得強壯，髖關節與膝蓋就不會承受多餘的負擔，**也就能改善與解決髖關節疼痛或是膝蓋疼痛的問題**。

此外，在走路或跑步的時候，雙腳也能「正常抬起」，腳部的動作也會「變得更流暢有力」，就**比較不會跌倒、受傷，走路的速度也會變快**。

此外，一如第85頁所述，脛後肌喚醒操能解決扁平足的問題，也能讓體重不再壓在腳拇趾（內側）上面，所以能**有效改善與預防拇趾外翻的問題**。第115頁也提過，腓骨肌喚醒操除了可解決高足弓的問題，還能避免體重落在小趾（腳的外側），所以能**有效改善或預防浮趾病或是足底筋膜炎（腳底疼痛的症狀）**。

當身體變好，生活品質就會大幅提昇。工作、家事、照顧家人也會變得更靈活與輕鬆，長時間開車或是運動也比較不會疲倦。

進一步來說，腰痛、腳部疼痛或是麻痺的問題會消失，以及前述這些隨之而來的效果，都能讓我們**不再煩燥不安，壓力也能大幅減輕**。

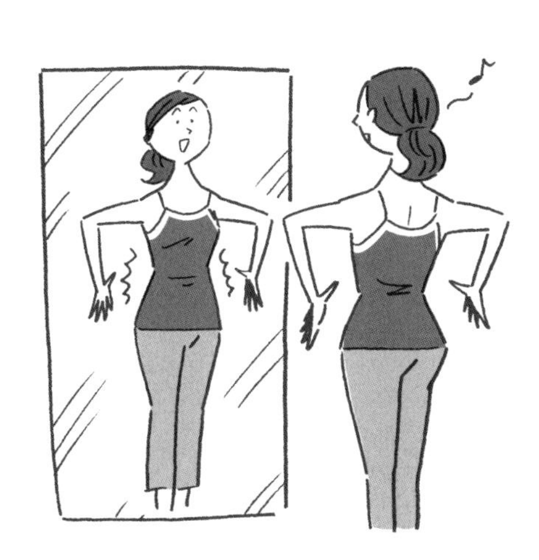

結語

利用「偷懶肌喚醒操」擁有充實的每一天

腰痛是日本人的「國民病」

日本厚生勞動省（類似我國的衛福部）的調查指出，若問「身體有哪些不舒服呢？」**男性回答「腰痛」的比例最高，女性回答「腰痛」的比例則僅次於肩膀僵硬（令和元年《國民生活基礎調查》）**。

如今日本已進入超高齡化社會。

就現在的時間點而言，日本「每4人就有1人」超過65歲，到了令和18年之後，應該會變成「每3人就有1人」的狀況（令和2年版《高齡社會白皮書》）。

一旦高齡化的問題愈來愈嚴重，就無法忽視腰痛與高齡化社會之間的關聯性。

腰痛、慢性關節炎或是受傷的病例會愈來愈多，年長者因為**臥病在床而需要看護的風險也會大增**。

此外，負責看護老人家的照顧者也會因為常常得半蹲而有腰痛的問題。

大家都知道，腰痛不是年長者才有的毛病，所以如果您已經年屆中年或老年，最好早點解決腰痛的問題。

解決腰痛之後，對個人、對社會都有不同的好處與貢獻。

一旦腰痛、臀部痛、腳痛與麻痺的症狀消失，日常生活就會變得更舒適愉快。

愈多人與腰痛絕緣，高齡化社會的問題就會愈少，社會更有機會恢復活力。

我一直認為，偷懶肌喚醒操能如此改造社會。

解決腰痛，找回閃亮的人生

讓我們將話題拉回「讓人難以擺脫的腰痛」吧。只要實踐偷懶肌喚醒操，就比較不會在下列這些情況突然覺得「好痛」。

- **早上從棉被爬出來，準備起床的時候**
- **彎腰洗臉或是穿襪子的時候**
- **坐在電腦前面處理文書作業的時候**
- **一直站著或是需要全身用力，進行重度勞動的時候**
- **利用「吸塵器打掃」、「把衣服丟進洗衣機」或是做其他家事的時候**

這些都是我們每天要做的事情，有腰痛問題的人，應該很容易在上述情況覺得不舒服吧。

如果這些常常出現的疼痛能夠消失，每天一定能過得更加舒適。

如果**實踐偷懶肌喚醒操，也能讓每天變得更快樂**。

比方說，應該有不少人喜歡運動對吧？

其實偷懶肌喚醒操也能幫助大家提升運動表現。

不管是高爾夫、慢跑、游泳、網球、棒球、足球還是其他運動，也不管是業餘還是職業選手，都能透過偷懶肌喚醒操提升運動表現。

如果大家對這部分有興趣的話，可參考拙著《運動效能鍛鍊全書：喚醒12條「效能肌」，10秒提升跑、跳、踢、投、打、游，6大運動能力的循環式全身訓練》。

最後要感謝參加指導者培訓講座的各位學員，以及從旁協助講座的森下信英、竹本政和、服部小百合、三浦文也、小川浩一、橫谷俊昭、作田拓也、氣仙英郎、武下知憲、竹內康浩、內藤尚美諸位，真的由衷感謝他們。

想要正確學習偷懶肌喚醒操的的讀者，也可以搜尋、求教於他們。

此外，在此感謝於企劃腰痛相關書籍之際協助進行問卷調查的相關人員。

本書之所以能夠出版，多虧KADOKAWA的河村伸治以及相關人員，還有負責編輯的泊久代、負責編排原稿的松尾佳昌諸位，真的打從心底感謝他們。

除了腰痛與坐骨神經痛得到改善，身心變得更加舒適，能隨時隨地做出想做的動作——希望大家能透過本書充滿自信地踏出第一步，擁有如此美好的未來。

二〇二二年七月

笹川大瑛

［作者簡介］

笹川大瑛

物理治療師。一般社團法人日本身體運動科學研究所代理理事。教育學碩士。劍道六段。日本大學文理學部體育學科畢業、日本大學研究所（教育學）畢業。於骨科幫助多位高齡病患或是慢性疼痛病患復健。根據許多臨床經驗與自己的研究設計了鍛練偷懶肌的「關節訓練術」。因為讓病患的身體變得更非常靈活而廣受好評。除了幫助病患改善與預防關節疼痛之外，也幫助運動員提升運動能力，同時還舉辦了許多調理身體狀況的講座。以「打造沒有關節痛的世界」為遠景，盡力推廣自我照護方法以及栽培物理治療師。著有《關節修復自癒運動：10秒伸展，簡單有效！集中鍛鍊偷懶肌肉，解除膝、腰、肩、腳踝、手腕疼痛，延緩關節退化》（蘋果屋出版）、《運動效能鍛鍊全書：喚醒12條「效能肌」，10秒提升跑、跳、踢、投、打、游，6大運動能力的循環式全身訓練》（境好出版）與其他著作。

擾人腰痛10秒改善！
「偷懶肌」喚醒操

出　　版／楓書坊文化出版社
地　　址／新北市板橋區信義路163巷3號10樓
郵政劃撥／19907596　楓書坊文化出版社
網　　址／www.maplebook.com.tw
電　　話／02-2957-6096
傳　　真／02-2957-6435
作　　者／笹川大瑛
翻　　譯／許郁文
責任編輯／林雨欣
內文排版／楊亞容
港澳經銷／泛華發行代理有限公司
定　　價／350元
出版日期／2024年3月

國家圖書館出版品預行編目資料

擾人腰痛10秒改善！「偷懶肌」喚醒操／
笹川大瑛作；許郁文譯. -- 初版. -- 新北市：
楓書坊文化出版社, 2024.03　面；　公分
ISBN 978-986-377-948-3（平裝）
1. 腰 2. 脊椎病 3. 運動健康 4. 健康法
416.616　　　　113000647